だいわ文庫

スタンフォードの
ストレスを力に変える教科書

ケリー・マクゴニガル＝著
神崎朗子＝訳

大和書房

The Upside of Stress

by

Kelly McGonigal, PH.D.

This edition published by arrangement with Avery, a member of Penguin Group (USA) LLC, a Penguin Random House Company through Tuttle-Mori Agency, Inc., Tokyo

本書は2015年11月に小社より刊行した
『スタンフォードのストレスを力に変える教科書』を文庫化したものです。

「おなかのなかで
チョウチョたちが飛び回っているように
ざわざわと落ち着かないときは、
心のなかへそっと放ってあげましょう」

——クーパー・エデンズ

目次

Introduction

「ストレスを力に変える教科書」へようこそ

Part 1 ストレスを見直す

第1章 すべては思い込み

第2章 ストレス反応を最大の味方にする
――レジリエンスを強化する……92

第3章　ストレスの欠如は人を不幸にする
――忙しい人ほど満足度が高い

第5章　つながる
——いたわりがレジリエンスを生む……227

Introduction

「ストレスを力に変える教科書」へようこそ

——考え方を変えれば、人生が変わる

ストレスについてどう思うかを簡潔に表すとしたら、あなたにはどちらの表現がしっくりきますか？

A　ストレスは健康に悪いから、なるべく避けたり減らしたりして管理する必要がある。

B　ストレスは役に立つから、なるべく受け入れて利用し、うまく付き合っていく必要がある。

5年前だったら、わたしは一瞬も迷うことなくAを選んだでしょう。健康心理学者とし

て、わたしは心理学や医学のさまざまな研修を受けてきましたが、ストレスが有害であることは、明白で疑いようのない事実として教えられてきました。

したがって長いあいだ、授業やワークショップや研究においても、論文や本を執筆するときも、わたしは当然のようにストレスは有害だと述べてきました。ストレスは病気のもとであり、たんなる風邪ばかりか、心臓病、うつ病、依存症など、さまざまな病気のリスクを高める。ストレスは脳細胞を殺し、DNAにダメージを与え、老化を促進する、といった話をしました。また『ワシントン・ポスト』紙から雑誌『マーサ・スチュアート・ウエディング』まで、いろいろなメディアの取材に対しても、「ストレスを緩和するコツ」をアドバイスしました。

つまり、「ストレスは敵だ」と言ってきたわけです。わたしだけでなく、多くの心理学者や医師や科学者たちが、ストレスを目のかたきにしていました。わたしも、ストレスは多くの人びとを悩ませる危険な病気であり、どうにかして予防すべきだと信じていました。

しかしわたしは、ストレスについての考え方を改めました。みなさんにもぜひ、ストレスについての考え方を変えていただきたいのです。

「ストレスは健康に悪い」と思うと死亡リスクが高まる

それではまず、わたしがストレスについて考え直すきっかけとなった驚くべき研究結果をご紹介しましょう。1998年に、アメリカで3万人の成人を対象に行われた調査で、参加者に対してつぎのふたつの質問が行われました。

「この1年間でどれくらいのストレスを感じましたか?」

「ストレスは健康に悪いと思いますか?」

8年後の追跡調査では、3万人の参加者のうち誰が亡くなったかを、住民情報等によって調査しました。

まずは悪いニュースからお伝えしましょう。調査の結果、強度のストレスがある場合には、死亡リスクが43%も高まっていたことがわかりました。

ただし、死亡リスクが高まったのは、強度のストレスを受けていた参加者のなかでも、「ストレスは健康に悪い」と考えていた人たちだけだったのです。わたしはまさにこの点に注目しました。強度のストレスを受けていた参加者のなかでも、「ストレスは健康に悪い」と思っていなかった人たちには、死亡リスクの上昇は見られませんでした。それどころかこのグループは、参加者中でももっとも死亡リスクが低かったのです。ストレスがほとんどない人たちよりも死亡リスクが低かったのですから、驚きです。

研究者たちの結論は、「人はストレスだけでは死なない」ということでした。ストレスを受け、さらに「ストレスは健康に悪い」と考えていると、死亡のリスクが高まるのです。

推定では、「ストレスは健康に悪い」と思い込んでいたせいで、寿命よりも早く亡くなった人の数は、その8年間で18万2000人にものぼりました。

その数字に、わたしは愕然としました。年間2万人を超える計算になるからです。アメリカ疾病予防管理センター（CDC）の統計に当てはめれば、「ストレスは健康に悪い」という思い込みのせいで死亡した人の数は、皮膚がんや、エイズや、殺人による死亡者数をも上回り、全米の死因トップ15位に相当することになります。

ご想像のとおり、わたしはこの研究結果を知って動揺しました。なにしろわたしはずっと、「ストレスは健康に悪い」と力説してきました。それが人びとのためになると信じて疑わなかったからです。でも、もしそうではなかったとしたら？　運動や瞑想をすること、社会的なつながりを深めることなど、わたしが授業で教えてきたストレス緩和の方法じたいは実際に役に立つとしても、同時にストレスは有害だと力説したせいで、ほとんど効果がなかったとしたら？　ストレスマネジメントを教えていたつもりが、効果よりもかえって害のほうが大きかったとしたら？

いっそのこと、あんな研究事例は見なかったことにしようかとも思いました。しょせん、ひとつの事例にすぎません（相関的研究がひとつはあるにしても）。研究者たちは、このような結果を説明できる要因を探るため、性別、人種、民族性、年齢、教育、収入、就労状況、配偶者の有無、喫煙、運動、慢性の健康障害、健康保険の有無など、さまざまな要素との関連性を調査しました。しかしいくら調べても、なぜ「ストレスは健康に悪い」という思い込みが死亡リスクの上昇に結びつくのか、その理由はわかりませんでした。

とはいえこの研究では、参加者のストレスについての考え方を意図的に操作したわけではないので、「ストレスは健康に悪い」という思い込みが死につながったとは断言できないはずです。もしかしたら、「ストレスは健康に悪い」と考えていた人たちには、生活にもっと強いストレスを感じる何らかの原因があったのでは？　あるいは、ストレスに対してとくに弱い性格だった可能性もあるのでは？

そう思いながらも、その研究のことが頭にこびりついて離れませんでした。どうしよう、と不安に駆られるいっぽうで、ある意味ではいい機会かもしれない、とも感じていました。わたしはつねづねスタンフォード大学の学生たちに、自分自身や世の中についての考え方を覆《くつがえ》すような研究結果こそ、もっとも刺激的な科学的知見だと教えてきたからです。

しかし今回は、形勢が一転してしまいました。試されているのはわたし自身です——自分のこれまでの考えを覆すような研究結果を、はたして受け入れることができるだろうか？

「ストレスは健康に悪い」と思い込んだ場合に限って、ストレスは有害となる——偶然見つけたこの研究結果によって、わたしはそれまで自分が教えてきたことを考え直す機会を得たわけです。さらには、自分自身のストレスとの付き合い方を見直すよい機会にもなるかもしれません。

やはり、そうするべきだろうか？　それとも、あんな論文はさっさとファイリングして片付けてしまい、これまでどおり「ストレスは有害だ」と訴え続けるべきだろうか？　わたしは迷いました。

タバコの警告表示はなぜ「逆効果」か？

けれども、健康心理学者として研鑽を積むなかで学んだふたつのことによって、わたしは「ストレスについての考え方が健康状態を左右する」という考えも、あり得ないことではないと思いました。そして、「ストレスは命取りになる」と人びとに警告することが、思いもよらない結果を招く可能性も、やはり捨て切れないと思ったのです。

第一に、ものごとに対する考え方のなかには、寿命に影響するものがあることは、わたしもすでに認識していました。たとえば、年齢を重ねることをポジティブにとらえている人は、ネガティブにとらえている人よりも長生きします。

イェール大学のある有名な研究では、中年の男女を20年にわたって調査しました。その結果、中年期に年齢を重ねることをポジティブにとらえていた人たちは、ネガティブにとらえていた人たちよりも、平均寿命が7・6年も長かったのです。

つぎの例と比較すると、この数字の大きさがよくわかるかもしれません。運動を欠かさず、タバコも吸わず、血圧もコレステロール値も正常値を保つなど、健康維持のために重要なことをきちんと守っても、そのような節制をしない場合との平均寿命の差は、4年未満であることがわかっています。

ものごとに対する考え方が大きな影響を及ぼすことを示すもうひとつの例は、信用に関することです。「ほとんどの人は信用できる」と考えている人は、長生きする傾向にあります。デューク大学が15年かけて行った研究によると、55歳以上の成人で「人を信用できる」と思っていた人たちの60%は、15年後の研究終了時にも生存していました。それとは逆に、「人は信用できない」と思っていた人たちの60%は、研究終了時にはすでに亡くなっていました。

このような研究結果によって、ものごとに対する考え方のなかには健康と寿命を左右するものがあることは、わたしも納得していました。けれども、ストレスについての考え方もそのなかに含まれるのかどうかまでは、まだ確信が持てませんでした。

「ストレスについてのわたしの考え方は、まちがっていたのかもしれない」と考えてみる気になった第二の理由は、健康増進に役立つと思われていた方法が裏目に出てしまった例を、知っていたからです。同じように考えれば、「ストレスは命取りになる」という警告も、かえって逆効果だった可能性もあり得ます。人びとの健康的な生活習慣を促すために広く普及していた方法が、医療従事者の期待に反してまったくの逆効果だった例が、実際に過去にもいくつかあったのです。

具体的な例を紹介しましょう。わたしは医師と話す機会があると、「タバコの包装に警告表示の画像を載せるのは、効果があると思いますか?」と訊いてみます。すると多くの医師は、警告表示の画像を見た喫煙者は、タバコを吸いたい欲求がおさまって、禁煙したくなるだろうと答えます。ところがじつは、警告表示は逆効果をもたらす場合が多いことが、研究によって明らかになっています。とくにショッキングな恐ろしい画像(病院のベッドで死にかけている肺がん患者の画像など)を見せられたりすると、喫煙者はかえって猛烈にタバコを吸いたくなってしまうのです。

その理由とは? 画像を見て恐怖に襲われたからです。不安な気持ちを落ち着かせるために、タバコを吸うよりいい方法があるでしょうか? 恐怖を感じれば禁煙につながる行動を取るはず、という医師たちの予想に反して、喫煙者はただ恐怖から逃れようとするだけだったのです。

恥をかくと「自己破壊的な行動」に走ってしまう

もうひとつ、必ずと言っていいほど裏目に出る方法は、不健康な生活習慣のある人たちに恥をかかせることです。カリフォルニア大学サンタバーバラ校で行われたある実験では、肥満の女性たちに『ニューヨーク・タイムズ』の記事を読んでもらいました。「肥満の従業員らに対し、雇用主による差別待遇が始まっている」という内容です。その記事を読んだ女性たちは（今度こそ減量すると誓っていたにもかかわらず）、その直後の実験で、まったく別の職場問題に関する記事を読んだ肥満女性たちにくらべて、2倍のカロリー量のジャンクフードを食べてしまいました。

恐怖、不名誉、自己批判、恥――そのようなネガティブな感情を人びとに抱かせれば、健康状態を改善するための強力な動機づけになるだろうと、多くの医療従事者は考えています。ところが科学的な実験を行ってみると、ネガティブなメッセージを受け取った人たちは、医療従事者が変えたいと思っていた、まさにその問題行動に走ってしまうのです。

わたしは何年ものあいだ、同じようなことが繰り返されるのを目の当たりにしてきました。医師や心理学者は、よかれと思って警告のメッセージを伝えるのですが、患者は打ちのめされ、憂うつになり、自己破壊的な行動に走ってしまうのです。

ストレスについての考え方と死亡率の関連性を示した研究結果を初めて知ったあと、わたしは授業や講座でストレスの害について話したときに、受講生たちがどんな反応を示すかを注意深く観察することにしました。

すると受講生たちは、まるで生活習慣のことで警告や注意をされたかのように、動揺したようすを見せました。期末試験の直前で疲れのたまった大学生たちに、ストレスが健康に及ぼす害について授業で話したときには、学生たちは憔悴し切った顔で講堂を出て行きました。介護者を対象とした講義で、ストレスに関するぞっとするような統計データを示したときには、涙目になっている人もいました。

それを見て、たしかにストレスについて授業で話すことは重要だけれど、わたしのやり方はあまり効果的ではなかったかもしれないと、気づきました。ストレスマネジメントについてわたしが学んできたことはすべて、「ストレスは危険なものであり、人びとはそれを認識する必要がある」という前提にもとづいていました。ストレスがどれだけ健康に悪いかを理解すれば、人びとはストレスを減らすように心がけ、もっと健康で幸せになれるはずだという考えです。しかし、わたしはもう確信が持てなくなっていました。

ストレスは人を成長させ、健康で幸せにする

そこでわたしは、過去30年間の科学的研究および調査の内容を詳しく調べることにし、先入観を持たずにデータを見ていきました。ストレスはわたしたちが恐れているとおり有害である証拠も見つかりましたが、ほとんど認識されていないようなよい面もある証拠も見つかりました。ストレスの歴史を調べていくと、なぜ心理学や医学の世界では「ストレスは有害である」という考えが定説となったのか、その理由もよくわかってきました。また、新世代のストレス研究者でもある科学者たちの意見も訊いてみました。

このようにして数多くの研究や、調査や、科学者たちとの会話によって、ストレスについてのわたしの考え方はがらっと変わりました。最新の研究結果によって明らかになったとおり、ストレスは人を賢く、強くし、成功へと導きます。人はストレスの経験から学び、成長することができます。そして、勇気や思いやりを持つこともできます。

最新の研究によってもうひとつわかったのは、ストレスについての考え方を変えれば、もっと健康で幸せになれるということです。ストレスについてのあなたの考え方しだいで、心臓血管の健康状態から、人生に意味を見出せるかどうかまで、さまざまなことが左右されます。ストレスに対処するための最善の方法は、ストレスを減らそう、避けようとする

よりも、ストレスについての考え方を改めて、ストレスを受け入れることです。

というわけで、健康心理学者としてのわたしの目標は変わりました。わたしはもう、みなさんのストレスをなくすためのお手伝いをしようとは思っていません――それよりも、みなさんがストレスに強くなるためのお手伝いをしたいのです。それこそがまさにストレスの新しい科学が示していることであり、本書の目的でもあります。

本書の使い方――科学的な知識を面白がり、実践する

本書は、わたしがスタンフォード大学生涯教育プログラムで教えている講座「ストレスの新しい科学」にもとづいています。年齢も職業もさまざまな人びとが受講するこの講座は、ストレスについての考え方や、ストレスとの付き合い方を変えることを目的としています。

ストレスとうまく付き合っていくためにも、やはりある程度の科学的な知識があったほうが、ふたつの理由で役に立ちます。まずはなによりも、面白いからです。人間の性質に関する研究は、どんな研究であれ、自分自身や大切な人たちに対する理解を深めるためのよい機会となります。

もうひとつは、ストレスの科学には驚くべき発見があるからです。ストレスについての

考え方のなかには――本書の中心的な前提である「ストレスにはよい面もある」という考え方も含めて――受け入れにくいものもあります。ですから、証拠がなければ頭からはねつけてしまうかもしれません。しかし、そのような考え方にも科学的な根拠があることがわかれば、あなたも一考の価値はあると認めて、自分自身の経験にどう当てはまるか考えてみようと思うでしょう。

これから本書でご紹介する方法は、数百もの研究事例や、わたしが意見を交わした数十名の科学者たちの知見にもとづいたものです。そういう科学的な根拠をすっ飛ばして、ただ本書のアドバイスを実行しようとしてもうまく行きません。「なぜそうなのか」という科学的な根拠を理解してこそ、学んだ方法がしっかりと身につくのです。

したがって本書は、「ストレスの新しい科学」と心理学用語の「マインドセット」についての集中講座とも言えます。これから、新進気鋭の研究者たちによる興味深い研究の数々をご紹介します――きっとみなさんにも、ワクワクしながら読んでいただけると思います。

しかしもっとも重要なことは、本書は、ストレスとうまく付き合っていくための実践的なガイドブックだということです。ストレスを受け入れることができれば、困難な問題に直面しても、自分には乗り越える力があると思えるようになります。また、燃え尽きたりせずに、ストレスによって生じるエネルギーをうまく利用できるようになります。ストレスの多い状況でも孤独に陥ったりせず、社会的なつながりを求められるようになります。そして最終的には、苦しみのなかにも意味を見出す方法を身につけることができます。

各章のエクササイズを行う

本書には、２種類の実践的なエクササイズが登場します。

Ｐａｒｔ１の**「ストレスを見直す」エクササイズ**は、ストレスについての考え方を変えるのが目的です。それぞれの質問に対する答えを書いてみるなど、自分に合った方法で、あなた自身に当てはめて考えてみてください。

エクササイズのテーマについて、スポーツクラブのランニングマシーンで走りながら考えたり、通勤のバスのなかで考えたりするのもよいでしょう。ひとりでじっくりと考えるだけでなく、誰かと話し合ってみるのもよい方法です。フェイスブックに投稿して、友人たちの意見を訊くという手もあるでしょう。

エクササイズを行うことで、ストレス全般について以前とはちがう考え方ができるようになるだけでなく、ストレスがあなたの生活に役立っていることを理解するきっかけになります。あなたにとってもっとも重要な目標や価値観に関しても、じつはストレスが役に立っていることがわかるでしょう。

Ｐａｒｔ　２の**「ストレスを力に変える」エクササイズ**は、ストレスを感じたときに対処するための方法や、内省を促して、自分の抱えている困難な問題に対処するための方法を紹介します。それらの方法を使えば、たとえ不安や苛立《いらだ》ちや怒りに襲われたり、打ちのめされたりしたときでも、自分のなかに潜んでいる力や強さを引きだし、希望を持てるようになります。

「ストレスを力に変える」エクササイズで大事なのは、「マインドセット・リセット」、つまり、あなたがいままさに経験しているストレスについての考え方を切り替えることです。そのような「マインドセット・リセット」には、あなたの体に表れるストレス反応に変化を起こしたり、ストレスに対するあなたの態度を変えたり、行動を促したりする効果があります。言い換えれば、あなたがストレスを感じたときにストレスが心と体に及ぼす効果を、マイナスからプラスに変えてしまうのです。

これら2種類のエクササイズは科学的研究にもとづいているので、あなたも実験をするつもりで臨んでください。実際に自分で試してみて、どの方法が自分にとって効果的かを確認しましょう。

これらのエクササイズは、「ストレスとの付き合い方」を変えるのに役立ちます。「ストレスとの付き合い方」なんて聞くと、ストレスは自分の身に降りかかってくるものだと思っている人にとっては、違和感があるかもしれません。でも、あなたはたしかにストレスと付き合っているのです。

現在、ストレスとどのような関係にあるとしても、あなたがストレスについてどう考え、どう反応するかによって、ストレスから受ける影響はまったく変わってきます。ストレスについての考え方を見直し、ストレスとうまく付き合えるようになると、心も体も健康になり、仕事にやりがいを感じ、将来に希望を持てるようになるなど、さまざまなよい変化が表れるでしょう。

また本書では、あなたが大切な人たちやコミュニティや組織をサポートするうえで、ストレスの科学とマインドセットをどのように役立てることができるかを考えていきます。どうしたら大切な人たちのレジリエンス（回復力、しなやかな強さ）を育むことができるか。ストレスとうまく付き合うことを職場のカルチャーに取り入れたら、雰囲気がどう変わるか。トラウマや喪失などのつらい経験に対処するためのサポートネットワークを形成するには、どうすればよいか。

ストレスの科学を利用して、苦しみを成長する力に変え、意義を見出し、つながりを生み出せるコミュニティを形成している、プログラムの実例をご紹介します。科学の知識を実際の活動に役立てるとはどういうことか、抽象的なアイデアを具体的な行動に落とし込み効果を得るとはどういうことかが、よくわかるはずです。

この本はあなたのストレスにどう役立つのか？

そもそもストレスとはいったい何なのか。わたしはあえてそれを定義せずに、これまで話をしてきました。というのもストレスという言葉は、わたしたちが経験したくないあらゆることや、世の中のさまざまな問題を指す言葉として、あまりにも広く使われているからです。

おそらくあなたもしょっちゅうストレスを感じているでしょう――メール、政治、ニュース、天気、どんどん長くなる「やることリスト」など、ストレスにはこと欠きません。あるいは、仕事や育児、健康状態の悪化、借金、離婚問題など、もっと大きなストレスに悩んでいる人もいるかもしれません。また、考え方、感情、体に起こる反応など、心身の問題について話すときにも「ストレス」という言葉を使うことがあります。自分の直面している問題を「ストレス」と呼ぶこともあるでしょう。

このように「ストレス」という言葉は、小さなイライラのたねを指す場合もあれば、うつ状態や不安など、もっと深刻な、精神的な問題を指す場合もあります。「ストレス」を定義しようにも、あらゆる問題をひと言で網羅することは不可能であるにもかかわらず、わたしたちは何でもひとくくりに「ストレス」と呼んでいるのです。

ありとあらゆる問題を「ストレス」と呼ぶことには、よい点もあれば悪い点もあります。悪い点としては、ストレスの科学についての説明がわかりにくくなることです。ふつうは明確な言葉遣いをする科学者たちでさえ、広範にわたるさまざまな経験や結果を「ストレス」と呼ぶからです。

しかし同時に、「ストレス」という言葉が広い意味で使われることには、よい点もあります。わたしたちが日常生活や人生のさまざまなできごとについて「ストレス」という言葉を使っているせいで、ストレスについての考え方は、わたしたちの暮らしに多大な影響を与えています。ということは、ストレスについての考え方を変えれば、それだけ大きな効果が期待できるわけです。日常生活で腹の立つようなことから、人生でもっとも困難なできごとまで、さまざまな事態への対処のしかたが変わってきます。

ですから、わたしは「ストレス」という言葉の意味を狭めてわかりやすくするよりも、あえて広義のままにしておきたいと思います。もちろん、「本書は仕事のプレッシャーに負けない方法を紹介します」とか「本書は不安症によって体に表れる症状の管理に役立ちます」と言うほうが簡単でしょう。しかし、ストレスのよい面を見つめることがもたらす変化の力の醍醐味は、人生のさまざまなできごとに対する考え方や対処のしかたを変えられるところにあるのです。

どうでもいいことにはストレスを感じない

それでは、本編に入るまえに「ストレス」という言葉のひとつの考え方を示したいと思います。

「ストレスとは、自分にとって大切なものが脅《おびや》かされたときに生じるものである」

ストレスという言葉をこのように広く定義すれば、交通渋滞によるイライラにも、愛する人を亡くした悲しみにも当てはまります。ストレスで悩んでいるときに浮かんでくる考えや、感情や、体の反応にも当てはまるでしょう。ストレスを感じる状況への対処のしかたにも当てはまります。

さらにこの定義からは、ストレスのある重要な側面が見えてきます。すなわち、「ストレスと意義とは密接な関係にある」ということです。どうでもいいことに関しては、ストレスは感じませんし、有意義な人生を送りたいと思ったら、ある程度のストレスは付きものです。

本書を執筆するにあたって目標としたのは、わたしたちが「ストレス」と呼んでいる、広範囲に及ぶさまざまな問題に取り組むための研究結果や、ストーリーや、方法を紹介することです。

本書には受講生たちの体験談が生かされており、受講生たちが本書に出てくるアイデアを、実生活でどのように応用したかがわかります。匿名を希望する人のために、本書では氏名をはじめ個人の特定につながる情報は変更してあります。けれども、本書に出てくるストーリーは、どれも実在の人たちが実際に経験したできごとだということを、心に留めておいてください。受講生たちは自分の体験談を分かち合うことで、みなさんのストレスに対する向き合い方が変わるきっかけとなればと望んでいます。

おそらくあなたがもっとも注目するのは、いま現在のあなたの状況に当てはまるような研究結果やストーリーでしょう。本書に登場するエクササイズや方法についても、いまのあなたの状況に当てはまるものを選んでみてください。

ひとつの研究結果がすべてのストレスに当てはまるわけではないのと同様に、ストレスの対処法も、どのような状況にも応用できる万能策は存在しません。人前でのスピーチの不安を克服するための方法や、家族問題を上手に解決するための方法は、経済的な問題を解決したり、深い悲しみを乗り越えたりするには、効果的な方法とは言えないでしょう。ですから、あなたの抱えている問題に対して、もっとも適切な方法を選ぶことをお勧めします。

わたしがストレスのよい面について話をすると、必ず誰かから質問が出ます。

「でも本当にひどいストレスの場合は、どうなんでしょうか？　いまのお話が当てはまるんでしょうか？」

たしかに、本書に出てくるすべてのアイデアが、あらゆるストレスや苦しみに対して効果があるとは保証できません。しかしわたしはもう、ストレスを受け入れることができるのは、ストレスが小さい場合だけなのではないか、という懸念は持っていません。

わたし自身驚いたことに、きわめて困難な状況を乗り越えるために、ストレスを受け入れることがもっとも役に立ったからです――大切な人の死や、慢性の痛みに向き合えるようになり、飛行機恐怖症も克服することができました。受講生たちの話を聞いても、やはりそうでした。講座の最後に受講生たちが全員のまえで語ってくれる体験談は、「いくつも重なった締切をうまく切り抜けた」とか、「感じの悪い隣人とうまく付き合えるようになった」といった、当たり障りのない話題ではありません。

「配偶者の死をようやく乗り越えることができた」

「長いあいだ苦しんできた不安症に向き合うことができた」

「子どものときに虐待を受けたことも含めて、つらい過去を受け入れられるようになった」

「失業から立ち直った」
「がん治療を耐え抜くことができた」
受講生たちが語るのは、そのような体験談なのです。

ストレスのよい面を見つめることは、なぜそのような苛酷な状況でも役に立つのでしょうか？　わたしが思うに、ストレスを受け入れると、自分自身のことを以前とはちがう目で見られるようになり、それまでは無理だと思い込んでいたことも、できるかもしれないと思えるようになるからです。

しかもそれは、頭のなかだけで起こる変化ではありません。ストレスのよい面に注目すると、ストレスを感じたときに体や心に表れる反応も変わってきます。さらには、困難な問題への対処のしかたも変わります。

本書の執筆にあたっては、本書がみなさん一人ひとりのなかに潜んでいる強さや、勇気や、思いやりに気づくための助けとなるように願い、それを目的として念頭に置きました。

ストレスのよい面を見つめるのは、ストレスを全面的に肯定したり、否定したりすることではありません。大変なときでも、あえてストレスのよい面に目を向ければ、人生の困難な問題に立ち向かっていけるということなのです。

Part 1
ストレスを見直す

第1章 すべては思い込み
――「ストレスは役に立つ」と思うと現実もそうなる

ここはコロンビア大学ビジネススクール行動研究所。わたしはまっすぐに立って、右腕を肩の高さで横に伸ばしています。その右腕を、心理学者のアリア・クラムが上からぐいぐい押してきます。わたしは腕を下げまいとして必死に抵抗します。小柄なのに、驚くほど力の強い人です（あとで知ったのですが、クラムは大学時代、アイスホッケー世界選手権ディビジョンIの選手として活躍。現在もアイアンマン・トライアスロンの世界ランキング保持者という強者《つわもの》でした）。

数秒後、とうとう腕は下がりました。

「こんどは抵抗しようと思わないで、右手であなたの大切な人か大切なものと、つながっているつもりでやってみて」とクラムが言いました。「わたしがあなたの右腕を押したら、あなたはわたしの力を右手でつながっている相手に送れるの。そういうつもりでやってみましょう」

このエクササイズは、クラムが合気道の先生である父親からヒントを得て考案したものです。合気道は、対立から生じる力を調和する力に変えるという原則にもとづく武道です。わたしはクラムの指示どおりのことを頭に思い浮かべ、再び挑戦しました。すると、なぜか前回よりもずっと力が出て、クラムに腕を押されても、腕は下がりませんでした。腕を強く押されるほど、力が湧いてくる感じがしました。

「さっきより手加減したんじゃないの？」と訊くと、クラムは満面の笑みを浮かべました。こうしてクラムは自身のあらゆる研究の動機となっているひとつの概念を、目に見えるかたちで示してくれたのです。その概念とは、「ものごとについてどう考えるかによって、そのものごとから受ける影響は変化する」という考えです。

わたしはストレスに関するクラムの研究について話を聞くために、コロンビア大学ビジネススクールの地下にある、彼女の研究室に来ていました。クラムは若手の科学者としては異例なほど、数々のめざましい研究成果をあげて注目を集めています。クラムの研究は、物質的な現実はわたしたちが思っている以上に、主観によって左右されることを示しているのです。クラムが実験で、ある経験についての参加者たちの「考え方」が変わるように導くと、参加者たちの体の状態には変化が表れます。その結果に驚いて、多くの人は戸惑い、頭をかいてしまいます。「まさか、そんなことあり得ないでしょう?」

そのような反応も、マインドセットの研究者たちにとっては、見慣れた反応です。マインドセットというのは、あなたの現実を形づくる考え方のことで、目に見えるような体の反応にも影響を及ぼします(クラムに腕を押されたとき、わたしの考え方しだいで持ちこたえる力の強さが変化したように)。

それだけでなく、マインドセットは長期的な健康や、幸福感や、成功にも影響します。さらに重要なことに、考え方を変えるための簡単な介入実験にたった一度参加するだけで、そのあと何年にもわたって、参加者の健康状態や幸福感が向上し、成功する可能性が高くなることが、科学の新しい分野であるマインドセットの研究によって、明らかになっています。

この分野では、従来の考え方を見つめ直さずにはいられないような、注目すべき研究結果が相次いで発表されています。プラセボ(偽薬)に関しても、自己充足的予言(思い込んだことが現実になること)に関しても、思い込みが大きく影響します。

これから始まる「マインドセットの科学」の集中講義を受けたあとは、なぜストレスについての考え方が重要なのか納得できるでしょう。そして、あなた自身のストレスについての考え方を変えるには、まずどうすればよいかもわかるはずです。

思ったとおりになる

「考え方しだいでやせられる」「健康だと思うのが肝心」――アリア・クラムの初期の研究結果を報道したニュースでは、このような見出しが躍りました。クラムは、考え方が健康状態と体重に及ぼす影響を研究するため、全米の7つのホテルで客室係の実験参加者を募集しました。客室係の業務は運動量が多く、1時間に300キロカロリーも消費します。これはウエイトリフティングや、水中エアロビクス、時速5・6キロ程度のウォーキングなどに匹敵する運動量です。

いっぽう、会議に出席する、パソコンに向かって作業をするなどのオフィスワークでは、1時間あたりのカロリー消費量は約100キロカロリーにすぎません。にもかかわらず、クラムの実験に参加した女性客室係の3分の2の人たちは、「定期的な運動をしていない」と回答しました。残りの3分の1の女性たちは、「まったく運動をしていない」と回答しました。

参加者たちの体つきは、まさに自分たちが思っているとおりになっていました。つまり、平均的な客室係の血圧、ウエスト・ヒップ比、体重は、まるで座りっぱなしの生活をしている人と同じようだったのです。

クラムは、客室係の業務は立派な運動になることを示すポスターを作成しました。ベッドメイキングでマットレスを持ち上げたり、床に落ちているタオルを拾ったり、荷物が満載のカートを押したりするには、体力とスタミナが必要です。ポスターには行動別カロリー消費量も掲載しました（たとえば、体重63キロの女性が15分間バスルームの清掃をした場合の消費カロリーは、60キロカロリーです）。

クラムは7つのうち4つのホテルで15分間のプレゼンテーションを行い、以上の情報を客室係たちに伝えました。そして、例のポスターを英語とスペイン語で表記し、客室係の休憩室に貼りました。さらにクラムは客室係の女性たちに対し、客室係の運動量は明らかに、公衆衛生局長官による推奨運動量の基準に達しているか、むしろ上回るほどであり、活動的な生活による健康効果が期待できるはずだと説明しました。

残りの3つのホテルの客室係は、実験の対照群《コントロールグループ》です。こちらのグループの客室係たちには、「健康のために運動がいかに重要か」という説明をしましたが、客室係の業務が立派な運動になることは伝えませんでした。

4週間後、クラムは客室係たちの体の状態をチェックしました。客室係の業務はいい運動になると告げられた人たちは、体重と体脂肪が減少し、血圧も下がっていました。さらには客室係の仕事を以前よりも好きになっていました。仕事以外の生活で、なにか変化があったわけではありません。唯一変わった点といえば、「自分は運動している」と思うようになったことだけです。いっぽう対照群の客室係たちには、そのような健康効果は見られませんでした。

では、たとえば「テレビを観るだけでカロリーが消費できる」と思い込んだら、体重が減るということなのでしょうか？　残念ながら、答えはノーです。クラムが客室係の女性たちに言ったのは、本当のことでした。彼女たちは実際に運動をしていたのです。けれどもクラムの話を聞くまでは、自分たちの仕事が運動になるとは思っていませんでした。それどころかほとんどの人たちは、客室係の業務は体の負担になると思っていたのです。

クラムの仮説はじつに興味深いものでした。「ふたつの効果が想定される場合（今回のケースでは、運動によって健康効果が表れるか、作業によって体に負担が生じるか）、**その人がどう思っているかによって、どちらの効果が表れるかが決まる**」という考えです。結論としては、客室係たちが自分たちの仕事を健康的な運動として認識したことによって、体にはよい変化が表れました。言い換えれば、「思ったとおりになる」ということです。

ものごとのとらえ方しだいで体重が減ることに興味を持ったクラムは、ほかにはどんな事柄に変化が生じるのか知りたくなりました。わたしたちの健康状態をもっと大きく左右するような考え方が、存在するのでしょうか？

ストレスについてはどうなのだろう、とクラムは考え始めました。ストレスが役に立つ場合もあるとはいえ、ほとんどの人は、ストレスは害になると思っています。つまり、ここでもふたつの効果が考えられるわけです。ストレスが健康にどんな効果を及ぼすかは、その人がどんな効果を想定しているかによっても、変わってくるのでしょうか？　もしクラムが、他者のストレスについての考え方を変えることができたら、その人の体の反応にも変化が表れるのでしょうか？

「考え方」でストレスホルモンの分泌が変わる

その問いに対する答えを確かめるため、4月のよく晴れたある朝、わたしはアリア・クラムの研究室を訪ねました。

クラムのもとで働く大学院生が、部外者にはまるで拷問器具にしか見えないような装置に、わたしを縛りつけていきました。胸郭《きょうかく》と首の周りが、それぞれ2本のメタルテープ製のバンドでしっかりと固定されました。バンドは全身インピーダンス心電計につながっていて、わたしの心臓の活動を計測します。左腕の上腕二頭筋には血圧計カフが巻かれ、左手の人差し指にも指用カフが装着されました。ひじの内側と指先と脚に着けられた電極は、血流と発汗を測定します。右手の小指に着けられた温度計は、体温の変化を測定します。また実験助手の指示で、わたしは小さな試験管のなかに唾液を垂らしました。唾液の成分を分析して、ストレスホルモンの有無を調べるためです。

わたしがここへ来たのは、クラムの最新の実験の参加者たちと同じことを、自分自身で体験するためでした。その実験の目的は、まず参加者のストレスについての考え方を操作し、つぎに、ストレスの多い状況に対して参加者の体がどのように反応するかを、観察することです。

さて、この状態で模擬就職面接を受けるのだから大変です。面接の流れをスムーズにするため、模擬面接官はわたしに対してさまざまなフィードバックを与えます。ただし、面接のストレス度を高めるため、面接官たちはわたしが（あるいはほかの参加者が）なにを言おうが、なにをしようが、否定的なフィードバックを与えるように訓練されています。まさにその思惑どおり、わたしは面接官とほとんど視線を合わせられなくなり、話し下手になってしまいました。そしてやたらと「ええと」「その……」などと口ごもりました。

こちらが何と答えようと、面接官たちは徹底してケチをつけます。これは模擬面接であって、こちらを動揺させるために入念に計画された実験だとわかってはいても、非常にストレスを感じました。

模擬面接の前に、参加者はストレスに関する2種類のビデオ映像のうち、どちらかを観せられました。わたしが観たほうの3分間映像は、こんなふうに始まりました。

「ほとんどの人は、ストレスは悪いものだと考えています……ところが研究によって、ストレスにはよい効果があることがわかっています」

続いて、ストレスがいかにパフォーマンスの向上に役立ち、健康を増進し、成長を促すかという説明がなされました。

いっぽう、もうひとつのビデオ映像は不吉なメッセージで始まります。参加者の半数はこちらを観ました。

「ストレスが健康に悪いことは、多くの人が知っています……ところが研究によって、ストレスは、わたしたちが思っている以上に心身を消耗させることが明らかになっています」

続いて、ストレスがいかに健康に悪く、幸福感を失わせ、仕事のパフォーマンスを低下させるかという説明がなされました。

ビデオは両方とも実際の研究事例を引用しており、その意味ではどちらも真実であると言えます。しかしどちらのビデオを観るかで、ストレスに対する参加者の認識は変わってきます――それによって、つぎのストレス実験（面接）に対する参加者の体の反応にもちがいが表れるのではないか、とクラムは考えたのでした。

わたしがこの模擬面接を体験する数カ月前に、クラムはすでにこの研究を完了していました。そのため、模擬面接を終えて電極を外してもらうとすぐに、予備的な分析結果を聞くことができました。そのなかのある結果を見て、わたしはあっと驚きました。

わたしが試験管のなかに垂らした唾液からは、コルチゾールとデヒドロエピアンドロステロン（ＤＨＥＡ）というふたつのストレスホルモンが検出されました。両方ともストレスを感じたときに副腎から分泌されるホルモンですが、異なる働きを持っています。

コルチゾールは糖代謝や脂質代謝を助け、体と脳がエネルギーを使いやすい状態にします。また、消化や生殖や成長など、ストレス時にはあまり重要でない生物的機能を抑える働きもあります。

いっぽう、ＤＨＥＡは神経ステロイドのひとつで、脳の成長を助ける男性ホルモンです。同じく男性ホルモンの一種であるテストステロンが、運動によって体が成長するのを助けるのと同様に、ＤＨＥＡはストレスの経験を通じて脳が成長するのを助けます。またコルチゾールの作用を抑制し、創傷の治癒を早め、免疫機能を高めるなどの働きがあります。

コルチゾールもＤＨＥＡも、どちらも体に必要なストレスホルモンであり、それじたいは良くも悪くもありません。しかし、このふたつのホルモンのどちらが多いかによって、長期的なストレスの場合、とくに慢性のストレスの場合には、影響が出てきます。コルチゾールの割合が高くなると、免疫機能の低下やうつ病などの症状が表れる可能性があります。逆にDHEAの割合が高くなると、不安症、うつ病、心臓病、神経変性など、ストレスに関連するさまざまな病気のリスクが低下する傾向が見られます。

コルチゾールに対するDHEAの割合は、ストレス反応の「成長指数」と呼ばれています。成長指数が高いと——つまりDHEAの割合が高いと——ストレスに負けずにがんばれます。たとえば「成長指数」が高い大学生の場合なら、努力をいとわずに粘り強く勉強し、GPA（成績平均点）のスコアも高い傾向が見られます。軍隊のサバイバル訓練では、「成長指数」の高い人は集中力が高く、問題解決能力に優れ、集団から脱落せず、訓練終了後も心的外傷後ストレスの症状が表れにくい傾向が見られます。さらに「成長指数」の高い人は、児童虐待から立ち直るなど、きわめて苛酷な経験からも回復する傾向が見られます。

では実験において、ストレスについての参加者の考え方が変わるように導いたら、このレジリエンスの指数にも変化が表れるのか——クラムはそれを確かめようとしたわけです。ストレスに関する3分間のビデオを観ただけで、コルチゾールとDHEAの割合に、変化が表れたりするのでしょうか？

答えは、ずばりそのとおりでした。

ビデオを観ただけでは、コルチゾール値の変化はありませんでした。ところが模擬面接が始まると、予想どおり、参加者のコルチゾール値は上昇しました。けれども、面接の前に「ストレスにはよい効果がある」というビデオを観た参加者は、「ストレスは心身を消耗させる」というビデオを観た参加者にくらべて、ＤＨＥＡの分泌量が多く、「成長指数」が高くなっていました。

参加者が「ストレスにはよい効果がある」と考えたことが、このような効果をもたらしたのです――たんなる主観的な感じ方や感想ではなく、副腎で産生されたストレスホルモンの割合というきわめて明確なかたちで、効果が示されました。ストレスは役に立つと考えたことによって、体の生理的状態が変化したのです。

思い込みは雪だるま式に増大する

クラムが行ったストレス実験は、プラセボ効果を示しているとも言えるでしょう。ストレスをポジティブにとらえたビデオを観たことで、ストレスにはよい効果があるのだと思った参加者の体には、まるで偽薬を服用した場合と同じように、予想したとおりの反応が表れました。

プラセボ効果は強力な現象ですが、一種の操作です。誰かがあなたになにかを渡して、「これはこういうものです」と説明します。それに対してあなたは先入観を持っておらず、まっさらな状態です。たとえば錠剤を渡されて、「この薬にはこのような効果があります」と説明されたら、言われたとおりに信じるでしょう。

けれどもストレスに関しては、人それぞれ先入観や意見があります。したがってストレスを感じるたびに、そうした先入観が頭をよぎります。あなたも一日のうちで何回くらいストレスを感じているか、考えてみてください。「すごいストレス」「ああ、ストレスがたまる」そんな言葉を何回くらい口にしているでしょうか？　そのような瞬間には、ストレスについてのあなたの考え方にしたがって、体の生理的状態が変化します。ひいては、ストレスの原因に対する対処のしかたも変わってきます。

このような思い込みの効果は、プラセボ効果よりも強力で、**「マインドセット効果」**と呼ばれています。プラセボ効果が短期的にある特定の効果のみをもたらすのに対し、マインドセット効果の及ぶ範囲は雪だるま式に増大し、ますます威力を増しながら長期的な影響をもたらします。

しかし思い込みがすべてマインドセットになるわけではありません。なかにはあまり重要ではないこともあるからです。たとえば、「バニラよりチョコレートのほうがおいしい」「人に年齢を尋ねるのは失礼だ」「地球は平らではなく丸い」といった考えをどれだけ強く信じていようと、あなたの人生観にはほとんど影響はありません。

マインドセットになるような思い込みは、たんなる好みや、学術的な事実や、知的な意見を超越しています。あなたの人生観を反映した中心的な信念です。

通常、マインドセットは世の中に対する見方にもとづいています。たとえば、「世の中は安全ではなくなってきている」「お金があれば幸せになれる」「すべてのできごとは起こるべくして起こる」「人間は変われない」など。

そのような考え方は、あなたが自分の経験をどのように受けとめ、どのような決断を下すかに、大きく影響する可能性があります。記憶や、思いがけない状況や、誰かの言葉などがきっかけとなって、自分のなかの思い込み（マインドセット）が強化されると、考え方も、感情も、人生に対する向き合い方も、ことごとく左右されるようになります。やがてそれが、健康や幸福や寿命といった長期的な結果にも影響してくるのです。

こうしてあなたの選択は変わる

では、「年を取ることをどう考えるか」という例を見てみましょう。まえにも述べたとおり、年齢を重ねることをポジティブにとらえていると、寿命が平均で約8年も長くなります。また、健康状態にも大きな効果をもたらします。

たとえば、アメリカの大規模な疫学研究として有名な「ボルチモア老化縦断研究」では、18歳から49歳までの成人を対象に、38年間にわたって追跡調査を実施しました。その結果、年齢を重ねることをもっともポジティブにとらえていた人たちは、心臓発作のリスクが80%も低かったことがわかりました。またある研究では、年を取ることについて、「賢さ」や「経験・知識が豊富」などポジティブなイメージを持っている人たちは、「役立たず」や「頑固」などネガティブなイメージを持っている人たちにくらべて、心臓発作からの回復が早かったことがわかりました。

ここで重要なのは、どちらの研究も、歩行速度や、体の均衡や、日常的な活動を行う能力など、客観的な指標によって回復の度合いを測定したことです（ところで、これらの研究結果を知って、年齢を重ねることをさらにポジティブにとらえたくなった人には、朗報があります。さまざまな研究が示しているとおり、人は年齢を重ねるほど幸福感が増します。若い人たちにはちょっと信じがたいかもしれませんが）。

年を取ることについての考え方が、ときには何十年もあとに、心臓発作の発症率や身体障害や死亡リスクに影響してくるのは、どういうわけなのでしょうか？　これらの研究の開始時には、参加者たちの健康状態や、うつ病の有無、社会経済的地位など、重要な事項はすべて調査済みのため、それらが要因であるとは考えられません。

ひとつ関連性があると思われるのは、健康のための活動です。年を取ることをネガティブにとらえている人たちは、年齢とともに健康状態が悪化するのは避けられないと考える傾向にあります。どうせ年を取ったら健康の維持や増進は難しくなると思っているので、あまり将来の健康のために時間やエネルギーを使おうとはしません。それに対し、年齢を重ねることをポジティブにとらえている人たちは、定期的に運動をしたり、医師のアドバイスに従ったりするなど、健康によいことを積極的に行います。

このような研究結果が示しているのは、年を取ることについての考え方がその人の健康や寿命に影響を及ぼすのは、ポジティブな考え方そのものに素晴らしい効果があるせいではなく、ポジティブに考えることでその人の目標や選択が変わってくるからだ、ということです。これこそまさに「マインドセット効果」を示す最適な例です。マインドセット効果がプラセボ効果よりも強力なのは、現在のことだけでなく、将来にも影響を及ぼすからです。

そしてじつは、ストレスについての考え方も、健康や幸福や成功に影響を及ぼす重要な考え方のひとつなのです。これから見ていくとおり、ストレスを感じたときにどんな気分になるかも、ストレスの多い状況に対してどう対処するかも、あなたのストレスについての考え方（＝ストレスマインドセット）しだいで決まります。それが究極的には、ストレスに負けずにがんばれるか、心身ともに参ってうつ状態になってしまうかの分かれ目になります。

しかしうれしいことに、ストレスは害になると思い込んでいる人でも、しなやかな強さを持つためのマインドセットを身につけることができるのです。

自分のストレスマインドセットを知る

心理学者のアリア・クラムと同僚たちは、ストレスについての考え方をチェックするための「ストレスマインドセット診断基準」を開発しました。つぎのふたつのマインドセットに関する表現のうち、どちらのほうが自分自身に当てはまると思うか（もしくはこの本を手に取るまえだったら、どちらが当てはまったと思うか）、考えてみてください。

マインドセット1「ストレスは害になる」

・ストレスがあると、健康や活力が損なわれる。
・ストレスがあると、パフォーマンスや生産性が低下する。
・ストレスがあると、学習や成長が妨げられる。
・ストレスは悪影響をもたらすため、できるだけ避けるべきだ。

マインドセット2「ストレスは役に立つ」

・ストレスがあったほうが、パフォーマンスや生産性が向上する。

・ストレスがあったほうが、健康や活力の向上に役立つ。
・ストレスがあったほうが、学習や成長に役立つ。
・ストレスにはよい効果があるため、利用すべきだ。

このふたつのマインドセットでは、「ストレスは害になる」というほうがはるかに一般的です。ほとんどの人は、どちらのマインドセットにも賛成できる部分があったとしても、やはりストレスは役に立つというよりは害になる、と考えていることがクラムらの研究によってわかりました。これには男女差は見られず、年齢も関係ありませんでした。

この傾向は、アメリカで行われたその他の調査結果とも一致しています。2014年にロバート・ウッド・ジョンソン財団とハーバード公衆衛生大学院が行ったある調査では、85%のアメリカ人が、「ストレスは健康や家庭生活や仕事に悪影響を及ぼす」と考えていることがわかりました。

しかしいっぽうでは、人びとがストレスのよい面を認識している証拠もあります。2013年に、わたしがスタンフォード大学の「エグゼクティブ・リーダーシップ開発プログラム」に参加していたCEOや、副社長や、部長クラスの管理職を対象に調査を行ったところ、51%の参加者が「ストレスがあったときこそ、もっともいい仕事ができた」と回答しました。また、2014年にハーバード公衆衛生大学院が実施した調査では、ストレスのレベルがもっとも高かった人びとのうち67%は、ストレスが役に立った点が少なくともひとつはあったと回答しています。

しかし、どちらの調査においても、参加者たちは「ストレスを減らすために、もっと努力する必要がある」と確信していました。ストレスについてのそのような考え方は、アメリカ人に特有のものではありません。実際に、カナダやヨーロッパやアジアでも、同じような傾向が見られます。人びとはストレスが役に立つ点を多少は認識しているとはいえ、ストレスについての全体的な見方は非常にネガティブなのです。

「ストレスは役に立つ」と思うと実際にそうなる

しかし重要なことに、ストレスをネガティブにとらえるか、ポジティブにとらえるかによって、大きなちがいが表れます。クラムの研究によって、「ストレスにはよい効果がある」と思っている人たちは、「ストレスは害になる」と思っている人たちにくらべて、うつ状態になりにくく、人生に対する満足度が高いことがわかったのです。

そうは言っても、すんなりとは納得できないかもしれません。これらの研究結果を初めて知ったとき、わたしは思わず心のなかでつぶやきました。

「ストレスをポジティブに考えている人たちのほうが幸せで健康だというのは、その人たちにはストレスがないからでは？　ストレスをポジティブに考えられるなんて、ほとんどストレスを経験していないからとしか思えない。もっとつらい思いをすれば、考え方も変わるはず」

クラムもやはり同じように、「ストレスをポジティブにとらえている人は、あまりつらい経験をしたことがないのではないか」と疑ってみました。ところが実際にデータを調べてみると、ストレスについての人びとの考え方と、実際に経験したストレスの強さには、相関関係はほとんどなかったのです。また、過去1年間に強いストレスを感じたできごと（離婚、愛する人の死、転職など）が多かった人ほど、ストレスについての考え方がネガティブになっているかというと、そのような関連性もほとんど見られませんでした。

つまり、ストレスをポジティブにとらえている人たちも、決して苦しみのない人生を送っているわけではなかったのです。さらにクラムの研究によって、ストレスをポジティブに考えることは、いま現在感じているストレスの大小にかかわらず、役に立つことがわかりました。また、ストレスをポジティブに考えられるかどうかは、過去1年間に感じたストレスの大小とは関係のないこともわかりました。

ということは、ストレスマインドセットは「どれくらいのストレスを経験したか」とはほとんど関係がなくて、むしろある決まった性格的な特徴と関係があるのでしょうか？

たしかにストレスも含めて、ものごとに対する見方が全般的にポジティブな人もいます。

さらに研究によって、楽観的な人は悲観的な人より長生きすることもわかっています。もしかしたらこの楽観主義が、人びとをストレスの害から守っているのかもしれません。クラムはその可能性も考えてみました。すると、「ストレスにはよい効果がある」と思っている人たちには、どちらかと言えば楽観的な傾向があるとはいえ、関連性は小さかったのです。

じつは楽観主義のほかにも、ストレスについてのポジティブな考え方との関連性がもっと大きい、ふたつの性格的な特徴があることがわかりました。それは、「マインドフルネス」と「不安定な状況に耐えられる力」です。

しかし、クラムの分析によって、それらの3つの特徴のいずれも、ストレスマインドセットが、健康や、幸福感や、仕事の生産性に効果をもたらす説明にはならないことが、明らかになりました。ストレスについての考え方には、その人の性格の特徴やそれまでの人生経験が多少は反映されているとしても、ストレスマインドセットが健康や幸福感にもたらす効果を説明することはできません。

しかしクラムの研究は、もっと確実性の高い可能性を示しています。それは、**ストレスマインドセットが強力なのは、考え方だけでなく行動にも影響を及ぼすから**だ、ということです。「ストレスは害になる」と考えている人は、ストレスは避けるべきだと考えます。

そうすると、ストレスを感じたとたんに「逃げなければ」「ストレスを減らさなければ」と思ってしまいます。実際に、「ストレスは害になる」と考えている人の多くは、ストレスへの対処法は「ストレスをなるべく避けること」だと言い、たとえばつぎのような行動を取ります。

・ストレスに向き合おうとせず、ストレスの原因についてなるべく考えないようにする。
・ストレスの原因に対処しようとせず、ストレスを紛らわそうとする。
・ストレスを紛らわすために酒などに逃げたり、依存したりする。
・ストレスの原因となっている人間関係や役割や目標に対して、努力したり、意識を向けたりするのをやめる。

それとは反対に、「ストレスには役に立つ点もある」と考えている人の多くは、ストレスに対して積極的に対処すると答え、たとえばつぎのような行動を取ります。

・強いストレスを感じるできごとが起きた事実を受けとめ、現実として認識する。
・ストレスの原因に対処する方法をしっかりと考える。
・情報やサポートやアドバイスを求める。

・ストレスの原因を克服するか、取り除くか、変化を起こすための対策を講じる。
・困難な状況をなるべくポジティブに考え、成長する機会としてとらえることで、その状況において最善を尽くす。

このようにストレスへの対処のしかたが異なると、結果には大きなちがいが表れます。困難な問題を避けたり否定したりせずに、正面から向き合えば、ストレスの多い経験に対処する能力をつちかうことができます。人生の試練を乗り越える自信もついてきます。困ったときには相談し、助け合う仲間もできます。自分でどうにかできる問題には、手遅れになるまえにしっかりと対処できるようになります。どうにもできない状況は、成長するための機会として受けとめられるようになります。

このように、多くのマインドセットと同様に、「ストレスは役に立つ」と思っていると、現実にそのとおりになっていくのです。

最初の介入実験

ストレスマインドセットの効果を実際に確かめるには、まず誰かのストレスについての考え方を変えて、その後の経過を観察する必要があります。クラムと同僚たちがつぎに行ったのが、まさにそれでした。

最初のストレスマインドセット介入実験は、2008年の金融危機の真っ只中に、世界的な金融機関UBSにおいて実施されました。金融業界はストレスの多い職場として知られています。ある研究によって、金融業界に就職した人たちは、なんと全員が10年以内に、不眠症やアルコール依存症やうつ病など、燃え尽き症候群（バーンアウト）と関連のある症状を、最低ひとつは発症していたことがわかりました。

2008年の金融危機によって、プレッシャーはさらに苛酷になっていました。金融機関では、仕事のストレス、一時解雇の不安、極度の疲労、バーンアウトなどの症状を訴える従業員が急増しました。金融業界全体で、不安症やうつ病や自殺が数多く報告されました。

多くの金融機関と同じように、UBSも金融危機によって大きな打撃を受けました。同社の2008年の年次報告書によれば、株価は58％も下落。UBSは大規模な一時解雇を実施し、従業員の給与を36％も減額しました。そんなとき、UBSの従業員たちは人事部から、ストレスマネジメント研修への参加を募るメールを受けとりました。その結果、388名の従業員（男女半々、平均年齢38歳）が受講登録を行いました。

こうしてストレスマインドセット介入実験への参加を決めた人たちは、いずれも仕事量の増加や、果てしない作業要求や、将来に対する大きな不安に悩んでいました。まさに、ストレスの何たるかを知っている人たちです。

従業員たちは無作為に3つのグループに振り分けられました。1番目のグループ（164名）の従業員たちは、よくありがちなストレスマネジメントのオンライン講座を受講しました。つまり、ストレスは本質的に悪いものだという考えを強化するものです。2番目のグループ（163名）の従業員たちは、ストレスについてもっとポジティブに考えるためのオンライン講座を受講しました（つまり、これがマインドセット介入です）。3番目のグループ（対照群、61名）は人数が少なく、このグループの従業員たちはオンライン講座を受講しませんでした。

1週間のオンライン講座に登録した従業員たちは、3つの動画のリンクが貼られたメールを受けとりました。各動画の長さは3分間です。1番目のグループの人たちが観た動画では、「ストレスはアメリカでもっとも多い健康問題です」「ストレスは6つの主要な死因と関連があります」といった統計データを紹介します。また「ストレスは気分変動、情緒的消耗感、記憶障害などの症状を引き起こす恐れがあります」と警告します。さらに、ストレスのせいで業績が落ちたリーダーたちの例を紹介します。

2番目のグループ（マインドセット介入の対象）の従業員たちは、まったくちがう3つの動画を観ました。動画ではまず、「ストレスは体の回復力を向上させ、集中力を高め、人との結びつきを強め、個人の価値観を強化するのに役立ちます」と説明します。さらに、困難な状況をたくましく乗り越えた企業や、大きなストレスを抱えながらも見事な業績をあげた人びとを紹介します。

オンライン講座を受講した全従業員は、受講前と受講後にアンケート調査に回答しました。その結果を見ると、研究チームの最初の課題「ストレスについての人びとの考えを変えることは可能か？」に対する答えは「イエス」であることがわかりました。

ネガティブな動画を観た1番目のグループの従業員たちは、受講前よりもさらに「ストレスは害になる」という確信を深めていました。それとは反対に、2番目のグループの従業員たちは、ストレスをもっとポジティブに考えられるようになっていました。

では、このマインドセットの転換は、どの程度だったのでしょうか？

極端に大きな変化ではありませんでした。2番目のグループの人たちも、それまでに聞いてきた「ストレスは害になる」という話を、すっかり忘れてしまったわけではないので、まさかもっとストレスがあったほうがいいとは思いません。

しかし実験前にくらべて、ストレスについてもっとバランスの取れた考え方ができるようになったのは事実です。その変化は統計的に有意ではあっても、考え方が完全に逆転したわけではありません。「ストレスは圧倒的に悪い」という考え方から、「ストレスにはよい面も悪い面もある」という考え方に変わったということです。

さらに、研究チームの第2の課題「このマインドセットの転換は、そのほかの変化とも関連があるか？」に対する答えも、「イエス」でした。

2番目のグループ（介入の対象）の従業員たちには、不安症やうつ病の症状はあまり見られなくなりました。腰痛や不眠症などの健康問題も減っていました。いっぽう集中力や、仕事への取り組みや、周囲との協力や、仕事の生産性などに向上が見られました。

重要なのは、このような改善が見られたのが、強度のストレス下であった点です。ネガティブな動画を観た従業員たちや、オンライン講座を受講しなかった従業員たちには、このような変化はまったく見られませんでした。

その後もクラムは、医療従事者、大学生、企業幹部、米海軍特殊部隊など、さまざまな組織の人びとを対象に、ストレスマインドセット介入実験やワークショップを実施しました。また、人びとのストレスマインドセットを変えるためのほかの手法も試しました。

クラムの研究が示しているのは、短期間の介入が、人びとのストレスについての考え方や受けとめ方に、長期的な変化をもたらす可能性があるということです。ストレスについてポジティブに考えられるようになると、ストレスのせいで起こりがちな症状が減り、強いストレスにも負けずにがんばれるようになります。

さきほどのクラムの初期の研究結果と同じく、このような研究結果を聞いたあなたは、「いったいどういうことなんだろう?」と頭を抱えてしまったでしょうか? なぜマインドセット介入はこれほど強力な効果をもたらすのか、そして、ストレスについてのあなた自身の考え方を変えるには、まずどうすればよいのか——それを理解するために、「考え方を変える方法」を科学的な観点から詳しく見ていきましょう。

マインドセットを変える方法——名門大学でのある実験

スタンフォード大学の心理学者グレゴリー・ウォルトンは、アリア・クラムと同じくマインドセット研究の第一人者です。この10年間、ウォルトンは考え方を変える方法を研究し、改良を重ねてきました。それはたった一度の短時間の介入によって人びとの「考え方」を変え、大きな効果をもたらす方法です。ウォルトンの介入実験の多くはわずか1時間程度ですが、結婚の満足度や、成績平均点(GPA)のスコアや、健康状態や、意志力など、さまざまな点で改善をもたらします。ときには1時間の介入の効果が、何年間も持続するケースもあるほどです。

介入のターゲットとして選ぶのは、健康や成功の妨げとなることが研究によって明らかになっている考え方——たとえば「知能は生まれつき決まっており、発達させることはできない」という思い込みなどです。ウォルトンが考案する介入実験は、そうした思い込みに対して別の考え方を提示し、参加者がその新しい考え方を取り入れられるように導きます。

簡単に説明すれば、こんな感じです。「これまで考えたこともなかったかもしれませんが、じつはこんな考え方もあります。あなた自身にも当てはまるでしょうか？」

あとは、追跡調査で参加者たちの経過を観察し、新しい考え方が定着したかどうかを調べるのです。

「あなたがとくに気に入っているマインドセット介入は？」とウォルトンに訊いてみたところ、すぐに答えが返ってきました。それはウォルトンがアイビーリーグのある名門大学の1年生を対象に行った介入でした。その介入で彼が伝えたのは、シンプルなメッセージでした。

「もし自分だけが浮いているような感じがしても、それは君だけじゃない。新しい環境に入ったばかりのときは、ほとんどの人はそう感じるものだから。でも時間がたてば、そういう感覚はいつのまにかなくなる」

ウォルトンが「社会的帰属」を研究の中心テーマに選んだのは、学校や職場をはじめとする大事な場所で、自分だけが浮いているように感じている人が多いことを認識していたからです。けれども、みんなそんなことを平気で話したりはしません。だからほとんどの人は、周囲に溶け込めないのは自分だけだと思ってしまいます。

自分だけが浮いているように感じると、ものごとの受けとめ方にも影響が出てきます。周りの人たちとの会話や、ちょっとした失敗や誤解など、ほとんどありとあらゆることが、自分が実際に周囲から浮いている証拠のように思えてしまうのです。自分だけが周りから浮いていると思い込んでしまうと、「詐欺師症候群」（おれは実力のないペテン師だと、いつかみんなにバレてしまうにちがいない）や、典型的な強迫観念（みんな、わたしは失敗すると思ってる）や、セルフ・ハンディキャッピング（どうせ無理に決まってる）など、さまざまな否定的な心理状態を生み出します。

そのような心理状態は、チャレンジを避ける、問題を隠す、フィードバックを無視する、支えとなる人間関係を築こうとしないなど、自己破壊的な行動につながる恐れがあります。自己破壊的な行動を取っていると、失敗や孤立を招くリスクが高くなり、ますます実際に自分が周囲から浮いている証拠としか思えなくなります。まさに思い込みが現実になってしまうわけです。

ウォルトンは、大学1年生たちの「自分だけが周りから浮いている」という感覚を、介入によって変えることで、そのような思い込みが現実になるのを防ごうと考えたのです。

介入実験のはじめに、ウォルトンは3年生と4年生を対象としたアンケート調査の結果から、入学時の経験を振り返ったコメントをいくつか引用して1年生たちに読ませました。それらのコメントはどれも「誰もが社会的帰属の問題で悩むが、その問題は時間とともに解決する」というメッセージを伝えるものでした。

たとえば、ある4年生のコメントはつぎのとおりです。

「入学したばかりのころは、自分だけがほかのみんなから浮いているような気がしました。周りに溶け込めるかどうか、不安でした。でも最初の1年が過ぎたころ、みんな同じような不安な気持ちを抱えてやってきたんだ、と気づきました。いま思えば、皮肉な感じがします。1年生はみんな自分だけが浮いているように感じるけれど、少なくともそういう意味では、みんな同じわけですから」

1年生たちがアンケート調査の先輩たちのコメントを読み終えると、実験の担当者が、こんどは1年生たちにエッセイを書くように指示しました。自分たちが大学に入って経験したことは、先輩たちの体験談とどれくらい似ているか考えて、書いてみるのです。1年生たちがエッセイを書き終えると、実験の担当者が新たに説明を始めました。

「じつはいま大学では、来年の新入生オリエンテーションのために、案内用のビデオを制作しています。ビデオの目的は、大学生活を送るための心構えを新入生たちに伝えることです。そこでぜひみなさんにも、いま書いたエッセイをビデオカメラの前で読んでもらい、案内用ビデオに登場してほしいのですが、いかがですか?」

そして、さらに説明を続けました。

「みなさんもご存じのとおり、どんな生活が待っているかまったくわからずに新しい環境に飛び込むのは、けっこう大変です。でもみなさんは、同じ経験をしたばかりの先輩として、来年の新入生たちの助けになることができます。どうですか? できると思いますか?」

それが介入実験のあらましです。1年生たちはアンケート調査の先輩たちのコメントを読み、自分でもエッセイを書いて、来年の新入生たちへメッセージを送りました。

この介入を最初に行ったとき、ウォルトンはアフリカ系アメリカ人の学生たちのその後のようすに注目しました。というのもアイビーリーグの名門大学で、「自分だけが浮いている」と感じていちばん悩んでいるのは、アフリカ系アメリカ人の学生たちだったからです。

結果は驚くべきものでした。無作為に選ばれて、たった一度の介入実験に参加したアフリカ系アメリカ人の学生たちは、たまたま介入実験に参加しなかった学生たちにくらべて、その後の3年間の成績も、健康状態もよく、幸福感も大きかったのです。卒業時には、実験に参加したアフリカ系アメリカ人の学生たちの成績平均点(GPA)スコアは、実験に参加しなかったアフリカ系アメリカ人の学生たちのスコアにくらべて、はるかに高くなっていました。それどころか、実験に参加したアフリカ系アメリカ人の学生たちのGPAのスコアがきわめて高かったため、その大学で通常はよく見られる、マイノリティ（アジア系、アフリカ系、ヒスパニック系、ユダヤ系など）の学生と非マイノリティの学生のGPAのスコアの差が、なくなってしまったほどでした。

ウォルトンはこのような結果につながった要因を考え、介入実験がもたらしたふたつの変化に気づきました。ひとつは、学生たちが学業上の問題や社交の問題に向き合う態度が変わったことです。学生たちは、そのような問題は短期的なもので、誰もが大学生活で経験することだと考えられるようになりました。もうひとつは、介入によって学生たちの人付き合いに変化が起きたことでした。マインドセット介入に参加した学生たちの多くは、メンターを見つけたり、親しい友だちを作ったりしました。ウォルトンはわたしに言いました。

「心理学的に始まったプロセスが、だんだん社会学的なものになっていきます」

ウォルトンと同僚たちは、このような帰属意識の醸成を図る介入をいろいろな場所で実施しました。ある介入では、大学の学生在籍率に大幅な改善が見られ、その効果は年額3500ドルの奨学金の効果にも勝るほどでした。別の介入では、大学の学生の中退率が半減しました。また、工学部で介入実験に参加した女子学生たちは、工学部での居心地がよくなったように感じました。工学部の男子学生たちと友人関係を築けるようになり、性差別的なジョークを耳にする回数も減ったと報告しました。

「社会的なつながりに変化が起きるのです」と、ウォルトンは説明します。

考え方が定着したら、あとはがんばらなくていい

このようなマインドセット介入でもっとも注目すべきことは、人びとが介入実験に参加したことを忘れてしまうことでしょう。アイビーリーグの学生たちを対象に行った介入では、卒業時に最後の追跡調査が行われました。1年生のときに介入実験に参加したことを覚えているかどうか、ウォルトンは学生たちにたずねました。すると、79%の学生たちは何らかの実験に参加した覚えがあると答えましたが、どんな実験だったか覚えていた学生は、たったの8%でした。しかし学生たちはいつのまにか、介入実験で出会った新しいマインドセットを、自分自身や大学生活についての考え方のなかに取り入れ、身につけていました。介入のことは忘れてしまっても、そこから学んだメッセージはちゃんと定着していたのです。

それこそが、マインドセットの科学のもっとも素晴らしいところだと思います。考え方が定着してしまえば、あとはがんばらなくてもいいのです。意識的になにかを実行したり、

毎日心のなかで、ああでもないこうでもない、と悩んだりする必要もありません。新しいマインドセットに出会うと、それが自然と定着して、自分のものになっていくのです。

ウォルトンも認識していることですが、多くの人はこのような研究結果を聞くと、科学というよりサイエンスフィクションのようだと感じるようです。しかし、マインドセット介入は、奇跡や魔法などではありません。「触媒」のようなものだと思えばよいでしょう。マインドセットが変わると、ポジティブな変化が起こり始め、それがずっと続くのです。

なぜ、マインドセット介入はすぐ忘れられてしまうのか？

マインドセット介入を行う心理学者たちは、人びとの懐疑的な態度にも慣れっこになっています。たった一度の短期間の介入で、しかもひとつの新しい「考え方」を紹介するだけの実験で、人生が変わるなどと言われても、多くの人はバカバカしいと思ってしまうからです。マインドセット介入が、研究者の予想をはるかに超えた素晴らしい成果をあげたときでさえ、実際の効果はなかなか信じてもらえません。

テキサス大学オースティン校の心理学者デイヴィッド・イェーガーは、マインドセットの研究者です。イェーガーから聞いた話は、人びとの懐疑的な考えがどれだけ根深いかをよく表しています。その介入実験は、サンフランシスコのベイエリアで2番目に収入の低い地域のハイスクール（9年生〜12年生、14歳〜18歳の生徒が通う）で行われました。その学校はいくつかの科目において、カリフォルニア州でもっとも学力が低く、約4分の3の生徒たちは家庭が貧しいため、給食が無料で支給されていました。ギャングと関わりのある生徒も多く、40％の生徒は学校で身の危険を感じると答えました。

イェーガーはこの学校の最低学年の9年生たちに**「成長思考」**を教えようと考えました。「成長思考」とは、人間は大きく成長できるという考え方です。最初に、イェーガーは生徒たちに短い研究論文を読ませ、いくつかの重要な考え方を紹介しました。

- 将来のあなたは、いまのあなたと同じようになるとは限らない。
- あなたがいま、人からどんなふうに扱われていようと、どんな人間だと思われていようと、あなたが実際にそのとおりの人間であるとは限らないし、将来そうなると決まっているわけでもない。
- 人間の性格は、だんだんよいほうに変わることができる。

つぎに生徒たちは、上級生たちが「人間は変われるんだ」と実感した経験を一人称でつづった文章を読みました。そして最後に生徒たちは、「人間は変われるんだ」と思ったできごとについて、書いてみるように言われました。もちろん、自分自身の経験を書いてもかまいません。

イェーガーがこの30分間の介入を行ったのは学年の始まりの時期で、120名の9年生たちが短パン姿で体育館に集合していました。最初に生徒たちが論文を読んでいたとき、介入の詳しい内容を知らない、その学校の体育教師が、イェーガーのところへやって来て言いました。

「どうしてわざわざこんなところへ？　小学校にでも行けばいいのに。こんなことしたって、こいつらには遅すぎるよ。時間のムダだね」

この話をしたときイェーガーは笑っていましたが、そのときはさぞ腹が立ったにちがいありません。イェーガーはその教師に言い返しました。

「それはどうも、おあいにくさま。ぼくはこの子たちに、みんなも変われるんだってことを教えに来たんだ」

体育教師の悲観的な見方に反して、介入は大きな持続的な効果をもたらしました。学年が終わるころには、介入実験に参加した生徒たちは、生活のさまざまな問題に対して以前よりも楽観的になり、絶望しないようになりました。また、(無作為の振り分けによって)介入実験に参加しなかった生徒たちにくらべて、健康問題も少なく、うつ状態になる割合も低かったことがわかりました。介入実験に参加した生徒の81％が、9年生の幾何《きか》の単位を取得できたのに対し、対照群では58％の生徒しか取得できませんでした。

介入の効果によって成績がもっとも向上したのは、介入によってマインドセットがもっとも大きく変化した生徒たちでした。これらの生徒たちの場合、学年のはじめのGPAスコア平均値は1・6（Cマイナスに相当）でしたが、学年末には2・6（Bマイナスに相当）まで上がっていたのです。

「まさか」を可能にする

著しい効果に驚いたわたしは、たまたま選ばれずに介入を受けられなかった生徒たちが気の毒になったほどでした。これほど大きな成果があがれば、学校側も驚き、生徒の潜在能力に対する教師たちの見方も一変したはずです。ところがイェーガーによると、このような成果を見せても、状況は変わらないことが多いというのです。

イェーガーは介入を行った学校の教師たちには、必ず実験データを見せます。彼は教育に熱心で、研究者になるまえはオクラホマ州タルサのミドルスクール（中学校）で英語の教師をしていました。介入を行った学校には、引き続きマインドセット介入を行えるように、必要な教材を提供するのですが、残念ながら多くの学校はつぎの段階へ進もうとはしません。イェーガーによれば、たった30分の介入で人生が変わるなんて、多くの人にとっては信じがたいのです。

マインドセット介入の問題はそこです。話がうますぎて信じがたいと思ってしまう人が多いのです。介入は、わたしたちのなかに深く根ざしている、「変化のプロセス」についての信念と矛盾します。わたしたちは「重要な問題はいずれも根深く、なかなか変えることができない」と思い込んでいます。

実際に根深い問題は多いとはいえ、本書には繰り返し出てくるテーマがあります。それは、マインドセットの小さな転換はつぎつぎに変化を引き起こし、やがては大きな変化となって、「まさか」と思うようなことまで可能にしてしまうということです。

わたしたちは人生をすっかり変えなければ、幸せになれない、健康になれない、あれもこれもできない、と決めつけてしまいがちです。しかし、マインドセットの科学が示しているのは、逆の方法です。まず自分の考え方を変えれば、望んでいるような変化がつぎつぎに起こり始めるのです。

しかしまずは、そのような変化が本当に可能であることを納得する必要があります。

からくりを知っていても効果は表れる

2013年6月、スコットランドの首都エディンバラで開催されたTEDで、「ストレスと上手につきあう方法」というプレゼンテーションを行って以来、わたしはつぎの質問を頻繁《ひんぱん》に受けるようになりました。

「ストレスについての考え方を変えるには、いったいどうすればいいんでしょうか？」

これまで見てきたストレスマインドセット介入では、参加者のマインドセットを転換させるための操作が行われました。介入で参加者が受けとったメッセージは「ストレスのよい面を見つめれば役に立つ」ではありません。もっと単純に「ストレスは役に立つ」と思わされたのです。では、自分自身のストレスについての考え方を変えようとする場合でも、マインドセットの転換はうまく行くのでしょうか？　それともやはり誰かに操作してもらわなければ無理なのでしょうか？

この問いに答えるために、ここでもう一度、プラセボ（偽薬）効果について考えてみましょう。医師や科学者たちは長いあいだ、プラセボ効果を得るためには、相手をだます必要があると思っていました。つまり偽薬の効果が表れるのは、患者が本物の薬だと思って服用した場合に限られると考えていたのです。ところがのちに、偽薬の効果が表れるのは、患者がだまされるからではないことが判明しました。患者が偽薬と知って服用した場合でも、効果は表れたのです。

非盲検《ひもうけん》（臨床試験を行う際に、参加者がどの治療群に割り振られたかを、医師や参加者らが承知している試験法）のプラセボ試験では、パッケージにはっきりと「プラセボ」と書かれた薬が、患者に渡されます。成分一覧表はきわめて短く、微結晶セルロース（＝糖分）のみ。医師は患者に対して、これは偽薬であり、有効成分は入っていないことを説明します。けれども、医師はつぎのような説明を付け加えます。

「あなたの心と体には、さまざまな自然治癒力が備わっています。プラセボは自然治癒を起こす引き金になるんです。ですからぜひ、きちんと飲んでください」

すると驚いたことに、「プラセボ」だと承知して飲んだ薬によって、患者たちの偏頭痛や、過敏性腸症候群や、うつ病などの症状が寛解《かんかい》してしまったのです。その効果は、実際に最善の治療を施した場合とくらべても引けを取らないほどでした。

患者にプラセボ効果のトリックの仕組みを説明し、あえて引っかかってもらった場合でも、プラセボ効果の威力は減らないどころか、かえって高まります。

ストレスの量は減らなくてもかまわない

新しいマインドセットを取り入れる場合も、まさに同様であることが、研究によって明らかになっています。マインドセット介入実験の参加者に対し、介入の効果が生じるトリックをあえて説明したうえで、日常生活で折りにふれてその新しい考え方を思い出すように指示をした場合も、トリックを説明しないで実験を行った場合と同じ効果が得られるのです。

アリア・クラムが最初に行ったマインドセット介入では、「ストレスは害になる」という動画か、「ストレスにはよい効果がある」という動画を観せることによって、参加者の考え方を操作しました。しかしいまクラムは、もっとも望ましい介入は、参加者の考え方を操作するよりも、参加者の「選択」を促す実験だと考えています。

現在、クラムと同僚たちが用いている方法は、2008年の金融危機のさなかにUBSで行ったオンライン講座よりも、もっと透明性の高い方法です。新しい介入実験では、マインドセットがもたらす効果を参加者に説明することで、参加者がストレスをもっとポジティブにとらえられるように導きます。

クラムがこのいわゆる非盲検方式のマインドセット介入を初めて行ったのは、フォーチュン500社に名を連ねるある大企業でした。従業員に対してストレスマネジメント研修への参加を募ったところ、229名から応募があり、その大半は中高年層でした。そのうち約半数の人たちが無作為に選ばれ、2時間の研修（ストレスマインドセット介入）に参加することになり、残りの人たちは順番待ちリストに登録されました。

クラムは研修のはじめに、ストレスのよい面に関する研究事例と、悪い面に関する研究事例を、従業員たちに紹介しました。つぎに、マインドセットのもたらす効果を説明し、クラムが以前に行った介入の成果も紹介しました。そして今回の研修の目的は、従業員たちがストレスについて以前よりもポジティブな考え方を選択できるように導くことだと、はっきりと説明しました。

続いて、ストレスに対するポジティブな考え方を育むため、ストレスを感じた経験を各自で振り返って、ストレスが役に立った場合のことも思い出すように指示しました。そして、ストレスを感じてもなるべくポジティブな考え方をするための3ステップの方法を説明しました。

1. ストレスを感じたら、まずそれを認識します。ストレスを感じていることを受けとめ、体にどんな反応が表れているかにも注意します。

2. ストレス反応が起きたのは、自分にとって大切なものが脅かされているせいだと認識して、ストレスを受け入れます。ストレスを感じるからには、なにか積極的にやりたいと思っていることがあるはずです。脅かされているものは何ですか？　なぜそれはあなたにとって大切なのでしょうか？

3. ストレスを感じたときに生じる力を、ストレスを管理しようとして無駄にせず、利用しましょう。あなたの目標や価値観に合ったことにエネルギーを使うにはどうすればよいか、考えてみましょう。

従業員たちは、ストレスを感じたらいつでもこの3ステップの方法を思い出すように、そして少なくとも1日に一度は実践してみるようにと指示されました。

3週間後、研究チームは従業員たちの状態をチェックしました。すると、研修に参加した従業員たちには、ストレスについての考え方の転換が見られました。研修前は、従業員たちの多くは「ストレスは害になる」と考えていましたが、研修後はストレスのよい面を認識できるようになっていました。そして以前よりも、ストレスとうまく付き合えるようになっていました。不安やうつなどの症状も減り、体の健康状態も改善していました。仕事中の集中力も増し、クリエイティブに、熱心に取り組めるようになりました。

そのような変化がもっとも顕著に表れたのは、ネガティブな考え方からポジティブな考え方への変化の程度がもっとも大きかった従業員たちでした。研修の6週間後に、最後の追跡調査が行われたときにも、効果は持続していました。

それに対し、研修の順番待ちリストに登録された従業員たちには、何の変化も見られませんでした。ところがその後、その人たちも2時間の研修を受けたところ、先に研修を受けた人たちと同じようにマインドセットが変わり、よい変化が表れました。

ここで重要なのは、介入の前後で、従業員たちが感じていたストレスの量じたいは変わっていないにもかかわらず、よい変化が表れたことです。つまり、介入実験に参加してもストレスは減りませんでしたが、ストレスをポジティブなものに変えることができたのです。

あなたの「考え方」を変える3段階の方法

もっとも効果の高いマインドセット介入は、つぎの3段階の方法で行われます。

① 新しい考え方を学ぶ。
② 新しい考え方を取り入れ、実践するためのエクササイズを行う。
③ 自分が学んで実践したことを、ほかの人たちと分かち合う機会を持つ。

これまで見てきたとおり、人びとは科学的な証拠やほかの人たちの体験談を通して、ストレスについての新しい考え方を学びます。本書も、スタンフォード大学の講座「ストレスの新しい科学」と同様に、この3段階の方法にしたがって進めます。じつは、6週間にわたる「ストレスの新しい科学」の講座も、ひとつの大きなマインドセット介入実験なのです。

最初の授業で、わたしは受講生たちに「これからストレスについてのみなさんの考え方を変えていきたいと思います」と宣言します。それから毎週の講義では、本書にも登場する科学的な研究事例を説明し、ストレスについて新しい考え方ができるようになるための具体的な方法を提案します。そして翌週の授業では、前回の授業で学んだ方法を実践してみてどうだったか、受講生たちに報告してもらいます。実践して役に立った方法はあったでしょうか？　ストレスについての考え方が変わったことで、難しい状況をうまく乗り切ることができたでしょうか？

もうひとつ受講生たちに指導しているのは、自分が学んだことをほかの人たちと分かち合う機会をなるべく多く見つけることです。

そして最後の課題は、講座のなかでいちばん役に立った考え方や方法はなにか、それを家族や友人とどのように分かち合ったかについて、報告してもらうことです。

受講前と受講後に実施する無記名のアンケート調査の結果からわかるのは、受講生たちのストレスについての考え方が、平均的に見て、以前よりもポジティブになっていることです。追跡アンケート調査でも、受講生たちがつぎのようなコメントに共感する割合は低くなっています。

「自分の抱えている問題のせいで、生きがいのある人生が送れない」
「これまでの人生で経験したつらいことをすべて、魔法のように消し去ってしまえるものなら、そうしたい」

また、ストレスについてポジティブに考えられるようになったことで、ほかにもよい変化がありました。調査によれば、受講生たちは以前よりも生活のストレスにうまく対処できる自信がつき、抱えている問題に押しつぶされないようになりました。むしろ自分にとって大切な目標に向かって元気にがんばっている、という人がたくさんいます。

わたしがとくにうれしかったのは、講座の終わりにある受講生がアンケートにこう書いてくれたことです――「もう以前のようにストレスが怖くなくなりました」

最初の授業で、この講座の目的はストレスを減らすことではなく、ストレスを受け入れることだと知ると、多くの受講生はぎょっとするのですが、それでもこのような素晴らしい変化がたくさん起こるのです。

ある受講生には、アメリカ空軍の特殊作戦部隊に現役で勤務している息子がいます。そのため、一家には息子の居場所がまったくわからない時期がたびたび訪れます。けれども、その受講生は講座のおかげで、息子と遠く離れているストレスや、息子の居場所がわからない不安に、対処することができるようになったと言います。

別の受講生はつらい結婚生活を終えて、再出発を始めたばかりでした。彼女はストレスについての新しい考え方を学んだおかげで、これからは自分の力でちゃんとやって行けるという自信が深まり、過去の経験についても以前よりポジティブに考えられるようになりました。

また、ある男性の受講生は、職場で降格させられたせいで仕事に身が入らなくなり、同僚との付き合いも避けるようになりました。仕事の手を抜けば、降格のストレスに悩まされずにすむだろう、と自分に言い聞かせていたのです。しかし講座を受けて、それがどんなに自滅的な行為だったかに気づいたそうです。以後は仕事に身を入れ直し、もっと生産的な働き方ができるようになりました。

これらの例は、受講生たちが取り組んでいるさまざまな問題のほんの数例にすぎません。考え方が変わったことで状況までもが変わったわけではありませんが、同じ状況に対する受講生たちの対処のしかたが変わったのです。わたしの経験では、人びとがストレスについての新しい考え方を積極的に取り入れようとすると、その効果は思いがけないほど、ありとあらゆることに波及します。

とはいえ、必ずしもすぐに積極的になれるとは限らないでしょう。自分のなかに深く根差した思い込みを見直すことが、どれほど難しく不安なことであるか、わたしも身をもって知っています。いままでずっと「ストレスは敵だ」と思っていた人は、ストレスのよい面に目を向けようと思ってもうまく行かず、途方に暮れてしまうかもしれません。しかし、あなたさえその気になれば、本書は講座「ストレスの新しい科学」と同様に、ストレスについての新しい考え方を身につけるのに役立ちます。

第2章と第3章に登場する「ストレスを見直す」エクササイズでは、ストレスについて、いままでとはちがう新しい考え方に挑戦します。Ｐａｒｔ ２に登場する「ストレスを力に変える」エクササイズでは、さらに一歩踏み込んで、ストレスについての新しい考え方を生活のなかで実践する方法を紹介します。

ストレスについての考え方を変えるための最後のステップは、自分にとっていちばん役に立った考え方を、ほかの人たちと分かち合うことです。そのために、本書ではいろいろな方法をご紹介します。あなたがとくに興味を持った研究や、あなた自身が取り組んでいる問題について語るのもよいでしょう。また、あなたの周りの人たちがストレスとうまく付き合えるようにサポートするのもよい方法です。

自分の考え方に気づく

ストレスについてのあなた自身の考え方を変えるには、まず、いま現在のあなたのストレスについての考え方が、日常生活にどのようなかたちで表れているかに気づくことです。わたしたちはふだん、自分の考え方が生活にどのような影響をもたらしているかに気づいていません。というのも、考え方の背後にある思い込みが、あまりにも深く染みついているからです。

したがってストレスについての考え方も、まさか自分で「選択」したものだとは思わず、世の中に対する正当な評価としか思えません。ストレスについて自分がどう考えているかはよくわかっていたとしても、その考え方が自分の思考や、感情や、行動にどのような影響を与えているかまでは、なかなか気づきません。わたしはこの状態を**「マインドセット・マインドフルネス」**と呼んでいます。これを解決するには、**「マインドセット・ブラインドネス」**の練習が役立ちます。つまり、ストレスについてのこれまでの考え方が、自分の生活にどのような影響を与えているかに注目してみるのです。

ストレスについての自分の考え方に気づくには、ストレスを感じたときに自分がどう思い、どんなことを言っているかに注意してみましょう。マインドセットというのは色眼鏡みたいなもので、ストレスを感じるたびに思うことや口ぐせがきっと見つかるはずです。声に出して、あるいは心のなかで、どんなことを言っているでしょうか？（わたしの場合、ストレスについての考え方を変えるまでは、ストレスを感じるたびに「ああ、もうやってられない！」と言っていました）

そんなストレスについてのお決まりの考え方のせいで、自分がどんな気分になっているかに注目してみましょう。やる気が出ますか？　ひらめきが生まれますか？　それとも、どっと疲れを感じますか？　途方に暮れてしまいますか？　そんな自分や日々の暮らしを、どう思いますか？

ストレスについてのあなたの考え方は、あなたが他人のストレスに対してどう反応するかにも影響します。周りの人がストレスを感じているとき、自分がどんなことを感じたり、言ったり、したりするかに注意してみましょう。周りの人がストレスで愚痴をこぼしているのを聞くと、嫌な気分になりますか？　それとも「まあ、落ち着いて」「そんなにイライラしないほうがいいよ」などと声をかけるでしょうか？　ひどく疲れたようすの人には、なるべく近寄らないようにしていますか？　それとも相手が愚痴をこぼしたら、自分も思い切り愚痴をこぼしてやろうと思うでしょうか――まるでどちらの生活のほうがストレスが多いか、競い合っているみたいに。

自分がどんな行動をしているかに気づいたら、そのせいでどんな影響が生じているかに注目してみましょう。自分の健康状態や、周囲の人たちとの関係に、どんな影響が表れているでしょうか？

つぎに、あなたの身の周りの環境には、ストレスに対するどんな考え方が存在しているかに注目してみましょう。毎日の暮らしのなかで、気づかないうちに、ストレスについてのどんな考え方が刷り込まれているでしょうか？

ストレスマインドセットを探し始めると、そこらじゅうに見つかります。メディアの報道にも、他人の身の上話にも、ストレスについての考え方がにじみ出ています。コマーシャルにしても、ストレスを和らげる効果をうたって、シャンプーやオフィス家具まで、さまざまな商品を売りつけようとしています。

「マインドセット・マインドフルネス」の練習をするのに必要なのは、好奇心だけです。本書を読み進めていくうちに、あなた自身や周りの人たちのストレスについての思い込みが、あなたの感情やストレスへの対処のしかたに、どのように影響するかがわかってきます。そのうえで、あまり役に立たない思い込みはなるべく捨て、もっとポジティブな考え方を行動に移す方法を学んでいきます。

第1章のまとめ

およそ1年前、わたしは思い切ってアリア・クラムに白状しました――じつはいまでもたまに、「ああ、ストレスがたまる！」とか「すごいストレス！」などと、つい愚痴をこぼしてしまうことがあるのだ、と。

「ストレスは害になる」という考え方をやめたことは、すでに公言していましたが、精神的に行き詰まってくると、つい以前の考え方に戻ってしまうことがあったのです。そのことに罪悪感を持つべきなのか、わたしにはわかりませんでした。それで、クラムの場合はもっと完全にマインドセットの転換ができたのか、たずねてみたのです。

クラムは一瞬考えて、答えました。

「そうね、わたしもつい〝ああ、ストレスがたまる〟って言ってしまうことはあるけど、そういうときは、どうしてストレスを感じているんだろう、って理由を考えてみる。それから大きな声で〝ああ〜、ストレスがたまるー〟って言うかな」

そう言ったときの彼女の声のトーンを文字で伝えられなくて残念ですが、わたしが「ああ、ストレスがたまる！」と言うときのむしゃくしゃした感じとは全然ちがうと言えば、きっと伝わるでしょう。クラムの言い方ときたら、元気はつらつな感じだったのです。

わたしは思わず笑ってしまい、「冗談でしょ？」と言いました。ところが、冗談ではなかったのです。クラムはそのわけを話してくれました。

彼女の考えでは、ストレスについてもっとも役に立つ考え方は、フレキシブルな考え方であって、白か黒かの両極端な考え方ではない、というのです。

つまり、ストレスのよい面も悪い面もきちんと認識したうえで、あえてよい面を見つめること。そして、自分がつらい思いをしているのを認めたうえで、そのストレスのせいでかえって、大切なものとの結びつきが強まっているのだ、と意識することです。

何でもかんでもポジティブにとらえようとするよりも、ストレスを感じたときに自分の考え方を意識的にポジティブに変えたほうが、ずっと自信が湧いてくるはずだと、クラムは考えています。

そのためにも、つぎのことをぜひしっかりと心に留めておく必要があります。スタンフォード大学のわたしの講座も含め、どのようなストレスマインドセット介入においても、参加者たちのストレスについての考え方が全面的に変わった、などという例はありません。マインドセット・シフト（考え方の転換）の効果は、ストレスのよい面に気づき始めるとすぐに表れます。しかし、どこかにはっきりとした閾値《いきち》らしきものがあるわけではなく、ネガティブからポジティブへの変化の幅が大きいほど、大きな効果が表れるとも限りません。

しかし、わたしが思うにもっとも重要なポイントは、ストレスのよい面を見つめるためであれ、「ストレスは場合によっては害になる」という認識を捨てる必要はない、ということです。本当の意味で重要なマインドセット・シフトは、ストレスについてもっとバランスの取れた考え方ができるようになることです。そうすればストレスに対する恐怖が減り、対処できる自信が湧いてきます。そしてストレスをうまく利用して、人生としっかり向き合っていけるようになります。

第2章 ストレス反応を最大の味方にする

――レジリエンスを強化する

1990年代後半、オハイオ州アクロンにある病院の外傷センターで、めずらしい実験が行われました。大きな自動車事故やバイク事故に遭ったばかりの人たちが、尿サンプルの提出を求められました。心的外傷後ストレス障害（PTSD）の研究に利用するためです。心的外傷《トラウマ》を負った直後の患者たちの尿に含まれるストレスホルモンの量を調べることで、PTSDを発症しそうな人を予測することは可能かどうかを検証するのが目的でした。

やがて検査を受けた55名の患者のうち9名が、事故の1カ月後にPTSDと診断されました。その患者たちはフラッシュバック（心的外傷を受けた記憶が、突然、鮮明によみがえる現象）や悪夢に悩まされていました。そのため事故を思い出すことはできるだけ避けようとして、運転をやめ、幹線道路にも近寄らず、事故の話をするのさえ嫌がりました。

しかし、ほかの46名の患者にはそのようなひどい症状は見られませんでした。事故直後の尿検査の結果を調べたところ、これらのレジリエンスの高い患者たちの尿は、PTSDを発症した患者たちの尿にくらべて、コルチゾールとアドレナリンというふたつのストレスホルモンの数値が高かったことがわかりました。

ストレスを感じたとき、わたしたちの体内ではコルチゾールとアドレナリンが分泌されます。それは**「ストレス反応」**と呼ばれる生物学的変化の一部で、ストレスの多い状況に対処するのに役立ちます。

ストレスを感じると、体内では心臓血管系や神経系をはじめとする多くのシステムに変化が生じます。これらの変化、すなわち「ストレス反応」は、状況に対処するために体内で起こる反応ですが、ストレス反応もストレスと同様に、よいものとは思われておらず、むしろ恐れられています。

ほとんどの人は、ストレス反応は害になると考え、最小限に抑えるべきだと思っていますが、実際にはそのような悪いものではありません。それどころか、ストレス反応はさまざまな点で、あなたが困難な状況にぶつかったときに最大の味方になります。ストレス反応は打破すべき敵どころか、いざというときの頼みの綱なのです。

強いストレス反応は回復につながる

アクロンの外傷センターで行われた事故生存者の研究を皮切りに、いくつもの研究が行われた結果、トラウマ体験をしたときに、体に強いストレス反応が起こった場合のほうが、長期的な回復につながる可能性が高いことがわかりました。実際、ＰＴＳＤの予防や治療に、現在もっとも効果が期待されている方法のひとつは、ストレスホルモンの投与です。

たとえば、精神医学専門誌『アメリカン・ジャーナル・オブ・サイキアトリー』で報告された症例では、５年前にテロ攻撃に遭遇した結果、ＰＴＳＤを発症した50歳の男性の症状が、ストレスホルモンの投与によって改善しました。この男性に1日10ミリグラムのコルチゾールを3カ月間投与した結果、ＰＴＳＤの症状が減少し、テロ事件のことを思い出しても、以前ほど激しい恐怖や苦痛を感じなくなりました。

また、外傷外科手術を受ける患者たちにも、ストレスホルモンが投与されるようになりました。リスクの高い心臓手術を受ける患者たちに、この方法を試したところ、集中治療の時間が短縮し、外傷性ストレス症状が最小限に抑えられました。さらに、術後6カ月の患者の生活の質（ＱＯＬ）にも向上が見られました。

従来の心理療法でも、ストレスホルモンが補助的に使用されています。カウンセリングの直前に患者にストレスホルモンを投与すると、不安症や恐怖症の治療効果が高まるのです。

このような研究結果に驚くのは、あなただけではありません。ほとんどの人は、体のストレス反応はすべて悪いものだと思い込んでいます。ストレスホルモンは除去すべき毒だと思い、効果的な治療法として研究すべきだとは思いもしません。そのような考え方からすれば、手に汗をかいたり、心臓がドキドキしたり、胃がぎゅっと締め付けられたりするたびに、「どうしよう」とあせってしまうのも当然です。だから健康と幸せを守るためには、ストレス反応を断ち切るしかない、と思い込んでしまうのです。

もしあなたもストレス反応をそんなふうに思っているのであれば、ぜひ考えを改めましょう。たしかに場合によっては害になることもありますが、ストレス反応にはよい部分もたくさんあります。したがってストレス反応をむやみに恐れずに、うまく利用すれば、レジリエンスを強化することができるのです。

本章では、なぜストレスは悪者になったのか、その歴史的背景を説明し、ストレスに対する恐怖心をあおるニュースをいちいち信じてはいけない理由も説明します。さらにストレス時に体内で起こる反応について、最新の知見を紹介します。これから見ていくとおり、ストレス反応は、あなたが状況にしっかりと向き合い、周りの人たちとのつながりを深め、成長するのに役立ちます。

そして最後に、ストレス反応が大昔のサバイバル本能だという考え方は、誤りであることを証明します。ストレス反応は、人類が原始人だったころの遺物やお荷物などではなく、現代のわたしたちが真に人間らしく生きるために、役立つものなのです。

ストレスが悪者にされたわけ

1936年、ハンガリーの内分泌学者ハンス・セリエは、雌牛の卵巣から採取したホルモンを実験用ラットに注射しました。ラットの体に起こる反応を観察して、ホルモンがどのような影響を与えるかを確認するためです。ラットにとっては不運なことに、結果は惨《さん》憺《たん》たるものでした。ケージに入れられたラットたちの体には、出血性潰瘍《かいよう》ができていました。副腎は膨れあがり、胸腺や脾臓やリンパ節などの免疫系は、ことごとく縮んでいました。かわいそうに、ラットたちは病気になってしまったのです。

しかし、そのような症状が出たのは、本当に雌牛の卵巣ホルモンのせいなのでしょうか？　セリエは対照実験として、何匹かのラットには食塩水を注射し、別のラットたちには雌牛の胎盤から採取したホルモンを注射しました。すると、ラットたちの体には、前回と同じ症状が表れました。そこで、さらに雌牛の肝臓や脾臓の抽出物でも試してみたところ、やはりラットたちは病気になりました。ラットたちはなにを注射しても必ず病気になり、同じ症状が表れました。

そしてついに、セリエはひらめきを得ました。ラットが病気になったのは、注射の中身のせいではなくて、注射そのものが原因だったのでは？　注射針で体を刺されることじたいが、ラットには耐え難い苦痛だったのではないだろうか？　そこでラットにさまざまな苦痛を経験させたところ、いずれの場合にも同じ症状が表れることがわかりました。極度の暑さや寒さで苦しめたり、休みなしに運動させたり、騒音で驚かせたり、毒性の薬品を投与したり、脊髄を部分的に切ったりまでしたのです。すると48時間以内に、ラットたちの筋肉は正常な緊張を失い、消化器潰瘍が発症し、免疫不全に陥りました。

やがて、ラットたちは死んでしまいました。

こうして「ストレスの科学」が誕生しました。セリエは「ストレス」という用語を、ラットに苦痛を与えた**行為**を指す言葉としても、ラットの体に表れた**反応**を指す言葉としても使いました。そのことが、のちにどのような影響を及ぼしたでしょうか？

じつは内分泌学者になるまえ、セリエは医師でした。当時、彼は体がひどく弱った患者をたくさん診ていました。患者たちの病名はそれぞれ異なりましたが、食欲不振や熱や倦怠感など、診断された病気とは関係がないはずのさまざまな症状が見られました。患者たちはみな衰弱し、体の不調に悩んでいました。当時のセリエはそれを「疾病症候群《シックシンドローム》」と呼んでいました。

数年後、研究室で実験を行ったとき、セリエは病気になって死にかけているラットたちの姿を見て、以前の患者たちのことを思い出しました。おそらくは彼らも、さまざまな苦労を味わったせいで疲労が蓄積し、体が衰弱したにちがいない——セリエはそう結論づけました。

ここで、セリエの思考は「ラットの実験」から「人間のストレス」へと、大きな飛躍を遂げたのです。アレルギーから心臓発作まで、人間を悩ませるさまざまな病気は、実験でラットの体に異常が表れるまでと同様の経過をたどって発症する——セリエはそう仮説を立てました。

とはいえラットから人間への飛躍は、あくまでも理論上のことであり、実験結果にもとづいてはいません。セリエは長いあいだ動物実験を行ってきました。しかしやがて、「人間の場合ならどうか」と考えずにはいられなくなったのです。この論理の飛躍に加えて、さらにセリエが行ったことは、人びとのストレスについての考え方を決定的に変えてしまいました。セリエは、ラットの実験で用いた方法をはるかに超える広範な枠組みで、ストレスを定義したのです。

「ストレスとは外部からの刺激に対する体の反応である」

つまりこの定義にしたがえば、毒物の注射や、外傷や、苛酷な実験環境などに対する反応だけでなく、行動や適応を要する日常的なできごとに対する反応までも含まれることになります。最初にセリエがストレスをこのように定義したために、現代人にとってストレスは恐怖の対象となってしまったのです。

実験用ラットと人間とのちがい

その後、セリエはストレスの普及活動に専念しました。フランス、スペイン、イタリア、ドイツをはじめ世界中の国々を訪れ、医師や科学者たちにストレスの講義を行いました。セリエはストレス学説の提唱者として有名になり、ノーベル賞候補者として10回も名前が挙がりました。やがて彼が執筆した本は、世界初のストレスマネジメントの入門書になりました。

そうこうするうちに、セリエの研究活動には思いがけない資金提供者が現れました。タバコ業界がセリエに研究資金を提供し、ストレスが人間の健康に及ぼす害に関する論文を書かせたのです。さらにタバコ業界の差し金で、セリエはアメリカ連邦議会で「喫煙はストレスによる害の予防に役立つ」という証言まで行いました。

しかし、セリエがもたらした最大の影響は、世界中の人びとにストレスは有害だと思い込ませたことです。「今回のプロジェクトは胃潰瘍になりそうだよ」と同僚に愚痴をこぼしたり、「もうストレスで死にそう」と家で泣きごとを言ったりするのは、まさしくその影響にほかなりません。

それでは、セリエはまちがっていたのでしょうか？　そうとも言い切れません。もしあなたもセリエの実験用ラットのようにひどい目に遭わされ、苦痛を与えられ、虐待されたら、体はひどく衰弱するに決まっています。重度のストレスや心的外傷性ストレスが、健康に害を与えることを証明する科学的証拠は、枚挙にいとまがありません。

しかし、セリエによるストレスの定義はあまりにも広範すぎて、トラウマや、暴力や、虐待などだけでなく、あなたの身に起こるありとあらゆることがストレスに含まれてしまいます。つまりセリエの定義では、ストレスは「日常生活に対する体の反応」と同義になってしまうのです。もしあなたもストレスをそのように解釈し、いずれセリエの実験用ラットと同じ運命が待ち受けていると思ったら、怖くなるのも当然でしょう。

ところが、そんなセリエもついに、ストレスを感じるできごとがすべて体の異常をもたらすわけではないことを認めました。そして、ストレスにも「よいストレス」と「悪いストレス」があると言い始めました。さらにストレスのイメージを改善しようとして、1970年代のあるインタビューでは、こんな発言をしています。

「ストレスはつねに存在します。ですからストレスが自分の役に立つように、そして周りの人たちの役に立つように、うまく利用することが大事です」
しかし、もう手遅れでした。セリエの業績によって、ストレスに対する恐怖は、すでに医学界のみならず一般の人びとにまで浸透していたのです。

ストレス研究にはいまだにハンス・セリエの負の遺産が見られ、ストレス研究のほとんどは、人間ではなく実験動物を対象に行われています。こんにちに至るまで、ストレスが健康にもたらす害について、これまであなたが見聞きしたことの大部分は、ラットを用いた研究事例にもとづいています。しかし、実験用ラットが経験するストレスは、人間が日常生活で経験するストレスよりもはるかに強烈です。もしあなたが実験用ラットだったら、ストレスの多い一日というのは、こんな感じになるでしょう。

突然、何度も容赦なく電気ショックを与えられる。つぎに水の入ったバケツに投げ込まれ、溺れそうになるまで泳がされる。やがて、ケージのなかにひとりで閉じ込められる。または、ほかの大勢のネズミと一緒にケージに入れられ、少ないエサを奪い合う。

これはストレスなどではありません。ラット版『ハンガー・ゲーム』です。

妊娠中のストレスは胎児にプラスになることも

先日、わたしはある著名な科学者の講演会に出席しました。彼の動物実験による研究は、ストレスが人間の精神疾患を引き起こす仕組みを説明する事例として、広く用いられています。その講演会で、彼は実験用マウスにストレスを誘発した方法を説明しました。

まず、ふつうのサイズよりも小さく育てられたマウスを選びます。そして、一匹の小さなマウスを、攻撃的な性格に育てられた大きなマウスのケージに入れます。大きなマウスが小さなマウスを攻撃するのを20分間放っておき、やがて救出します。傷を負った小さなマウスは別のケージに隔離されましたが、さっき自分を攻撃した大きなマウスの姿が見え、臭いもします。身体的な危険は去っても、心理的な恐怖は続くのです。

しかもそれが一度だけでなく、毎日続きます。何週間ものあいだ、小さなマウスはケージから出されては大きなマウスのケージに入れられ、たっぷりといじめられます。科学者は、小さなマウスが充分にストレスを味わったと判断した時点で、マウスの行動にどのような影響が見られるかを調べます（意外にも、虐待されたマウスの多くは、つらい経験にも負けないレジリエンスを示しますが、なかにはまるでうつ病のような症状を示すマウスもいます）。

人間のストレスのなかでも、児童虐待や家庭内暴力や監禁など、大きなダメージをもたらすケースに関しては、この研究が優れた参考事例となることに異論はありません。しかし、よくニュースなどで「ストレスでうつ病になることが研究で明らかに」などと騒ぎ立てていますが、多くの人が「ストレスがたまる」と言う場合に経験していることが、はたして実験動物にストレスを与えた方法と同じくらい苛酷なのかということを、きちんと検証しているニュースはほとんどありません。

ちなみに、2014年にアメリカで行われたある大規模な調査で、「強度のストレス」を感じていると回答した人びとが、日常生活のストレスとしてもっとも多く挙げたのが「家族のスケジュール調整」でした。つぎに多かったのは、「政治家の行状に関するニュース」なのです。

多くの場合、「ストレス」という言葉は、研究の細かい部分にはふれずに、いい加減に使われています。虐待やトラウマなどによる影響と、日常のささいな問題による影響の区別すらつけていません。そのせいで、人びとは余計なストレスをたくさん感じてしまうのです。

たとえば、わたしの友人が最初の子どもを妊娠したとき、彼女はネットである研究に関する記事を読んで、パニックに陥ってしまいました。「妊娠中の母親のストレスは胎児に伝わる」と警告しているのです。友人は仕事で大きなプレッシャーを感じていたので、とても心配になりました。わたしがさっさと産休を取らなかったせいで、赤ちゃんにもしものことがあったらどうしよう？

「まずは落ちついて、深呼吸をして」とわたしは友人に言いました。彼女が読んだ研究事例はラットの実験に関するもので、人間が対象ではありませんでした（もちろん、ちゃんと調べました——友だちですから）。その実験で、ラットが妊娠中に経験したストレスは、つぎのふたつでした。

・日常的な監禁によるストレス。要するに、ラットを身動きできないほど小さな容器に閉じ込めること。容器には、やっと息ができるだけの小さな穴しか開いていない。
・溺れそうになるまで、無理やり泳がせる。

友人が仕事でいくら多大なプレッシャーを抱えていても、これほどひどい目に遭うわけではありません。

いっぽう人間に関する研究事例を見てみると、妊娠中のストレスは害になるとは限らないことがわかります。１００例以上もの研究事例を採り上げた２０１１年の報告書によれば、妊娠中にテロ事件に遭遇したり、住む家を失ったりするなど、重度のストレスを受けた場合には、早産や低出生体重などのリスクが高まることがわかりました。けれども、日常的なストレスやささいな問題が多い場合には、そのような傾向は見られませんでした。妊娠中にある程度のストレスがあったほうが、むしろ胎児にとってプラスになることもあります。たとえばジョンズ・ホプキンス大学の研究では、妊娠中に大きなストレスを受けた女性が産んだ赤ちゃんたちは、脳の発達が優れており、心拍変動が高いことがわかりました。つまり、ストレスに対する体のレジリエンスが強いしるしです。胎内で母親のストレスホルモンにさらされることによって、胎児の発達中の神経系はストレスへの対処のしかたを覚えます。

ですから、わたしの友人も慌てる必要はなかったのです。彼女のストレスは赤ちゃんにも伝わっていたかもしれませんが、そのおかげでかえってレジリエンスの高い子どもになったかもしれません。

「妊娠中はどんなストレスも体に悪い」というメッセージは、思いがけない結果をまねく可能性もあります。たとえば、妊娠中に飲酒を行った女性たちへのアンケート調査では、ストレスを減らすためなら妊娠中の飲酒もかまわない、あるいは望ましい、と考えていたことがわかりました。ある女性は研究者たちにこう言いました。

「わたしの場合、飲んだほうがいいんです。少なくともストレスの解消にはなるから」

ストレスや不安を感じるのは健康に悪いと思っていると、自分自身や大切な人たちを守るつもりが、かえって自己破壊的な行動に走ってしまう可能性があります。

脳はストレスに適応する

けれども、ストレスを経験することは身を守るのに役立つことを示す研究事例について学べば、安心できるはずです。スタンフォード大学の生物心理学者カレン・パーカーは、幼児期のストレスがもたらす影響について、人間とリスザルを対象に研究を行っています。

子ザルにストレスを与えるため、パーカーは子ザルを母親から引き離して、1日1時間、ひとりでケージに入れました。子ザルにとって母親から引き離されるのはつらいに決まっていますが、ほかの動物実験で使われている、もっと残酷な方法にくらべればはるかにましです。そのためこの実験は多くの意味で、一般的な幼児期のストレスについての優れた参考事例となります。

パーカーは、子ザルを母親から引き離す実験を初めて行ったとき、幼児期のストレスは情緒不安定につながるだろうと予測していました。ところが、幼児期のストレスはレジリエンスにつながったのです。幼児期にストレスを経験した子ザルたちは、成長するにつれ、過保護に育てられた子ザルたちにくらべて、物怖《ものお》じしない性格になりました。新しい場所に連れて行かれても積極的に探検し、見たことのないものにも強い興味を示しました――子ザルとしては、とても勇敢なしるしです。

この子ザルたちは、なにか問題を与えられても、すぐに解いてしまいました。人間でいえばティーンエイジャーくらいの青年期になると、幼児期にストレスを経験したサルたちは、強い自制心を示しました。これらの特徴はおとなになっても変わりませんでした。このように幼児期にストレスを経験したことで、子ザルたちは通常とは異なる発達のしかたを見せ、強い好奇心とレジリエンスが備わったのです。

さらにパーカーの研究チームは、幼児期のストレスによって、発達中の脳にどのような変化が表れるかを調べました。すると、幼児期に母親と引き離される経験をした子ザルたちは、脳の前頭前皮質が大きく発達していることがわかりました。

幼児期のストレスは、前頭前皮質のなかでも、とくに恐怖反応を抑え、衝動制御を高め、やる気を強める機能をつかさどる領域を増大させます。パーカーをはじめとする科学者たちは、人間の場合も同様に、幼児期のストレスによって脳のレジリエンスは高くなるはずだと考えています。そしてもっとも重要なことは、これはめったにない現象でもなければ、きわめて稀な結果でもなく、脳がストレスに適応しようとする自然な働きらしいのです。

ストレスの科学は複雑であり、強度のストレスを経験すれば、悪い結果につながる場合もあることは確かです。しかし、わたしたちはセリエの実験用ラットではありません。ラットたちが経験したストレスはきわめて残酷で、とつぜん容赦なく襲いかかってくる、無意味な苦痛でした。

しかしこれから見ていくとおり、わたしたちが経験するストレスは、そこまでひどい場合はめったにないはずです。どんなに苦しい状況でも、人間には希望を見つけ、よく考えて選択し、自分なりに意味を見出す能力が備わっています。わたしたちがストレスを経験することで強くなり、成長し、レジリエンスを鍛えることができるのは、そういうわけなのです。

ストレス反応には1種類しかない？

ストレスが悪者になった背景には、ハンス・セリエのラットたちの存在がありますが、ウォルター・B・キャノンの実験で使われたネコやイヌたちの存在も忘れてはいけません。

キャノンはハーバード大学医学部の生理学者で、1915年に**「闘争・逃走反応」**を初めて報告した人物です。キャノンは、恐怖や怒りが動物の生理機能にどのような影響をもたらすかに興味を持っていました。実験動物の恐怖や怒りを引き起こすために、彼がよく用いた方法は、ネコの口や鼻を手で覆って呼吸窮迫《きゅうはく》を起こす、何匹ものネコやイヌを同じ部屋に閉じ込めてケンカをさせる、といった方法でした。

キャノンが観察したとおり、動物が身の危険を感じると、動物の体内ではアドレナリンが分泌され、交感神経活性が高まります。心拍数が上がり、呼吸が速くなり、筋肉が緊張して、瞬時に行動を起こせるようになります。いっぽう、消化機能など緊急時には重要ではない身体機能は、低下するかいったん停止します。こうして体内のエネルギー貯蔵量を増やし、免疫系を活性化させることで、体は戦闘態勢を整えます。生き残るために必死なとき、体内ではこうした変化が自動的に起こるのです。

この「闘争・逃走反応」は、イヌ科やネコ科の動物に限らず、脈拍のあるすべての動物種に備わっています。太古の昔から、多くの動物や人間が、闘争・逃走反応のおかげで命拾いをしてきました。闘争・逃走反応が受け継がれてきたのはそのためで、わたしたちのDNAにも組み込まれているのは、ありがたいことなのです。

しかし、多くの科学者たちも指摘しているとおり、わたしたち人間が日常生活において対処すべき状況では、殴ったり逃げたりするのは、理想的な方法とは言えません。通勤地獄や失業の恐れに対して、闘争・逃走反応がいったい何の役に立つでしょうか？　大変なことが起こるたびに、面倒な人間関係から逃げたり、子どもや仕事を投げ出したりしたら、どうなってしまうでしょうか？　返済の遅れた住宅ローンを踏み倒すわけにはいきませんし、家や職場でもめごとが起こるたびに逃げ出すわけにもいきません。

そう考えれば、闘争・逃走反応は、火事の起きた建物から逃げ出すとか、溺れている子どもを助けるなど、命の危険に関わる場合でなければ抑えるべきなのです。それ以外の状況では、闘争・逃走反応はエネルギーのムダ遣いになるだけで、かえって問題にうまく対処できなくなります。これはストレス反応の「ミスマッチ理論」と呼ばれています――大昔の祖先たちの役には立っても、わたしたちの役には立たないという意味です。現代にはほとんど適応していないストレス反応のせいで面倒な思いをするのであれば、人間もあわれなものです。

しかし、ストレス反応のミスマッチ理論は、ストレス反応には1種類しかないという考え方のもとに成り立っています。スタンフォード大学の神経科学者ロバート・M・サポルスキーは、「ストレス――殺し屋のポートレート（*Stress: Portrait of a Killer*）」（未邦訳）というドキュメンタリー番組のなかで、こう説明しています。

「ライオンに襲われたら、ストレス反応が起きます。税金の心配をしているときも、ストレス反応が起きます」

ストレスを感じるたびに必ず「闘争・逃走反応」が起こると考えたら、ストレス反応は、もはや人類にとっては無用の長物に思えます。この点については、科学者たちの意見が分かれるところです。

では、この考え方のどこが問題なのでしょうか？　ここで明確にしておきたいと思います。闘うか逃げるかだけのストレス反応は、やはり現代生活にはまったくのミスマッチでしょう。しかし、人間のストレス反応はそんなに単純なものではなく、全体像を見れば、はるかに複雑であることがわかります。

ストレス時にあなたの体に起こる反応は、闘うか逃げるかだけではありません。人間と同じようにストレス反応も、長い歴史のなかで進化し、現代社会に適応しやすいかたちに変化したのです。

ストレス反応が起こると、脳や体のさまざまなシステムが活性化されます。各システムによって担当する対処方法が異なるため、いくつもの対処方法が存在するのです。ストレス反応は、火事の現場から逃げ出すときだけでなく、あなたが困難な問題に向き合ったり、助け合える仲間とつながったり、経験から学んだりするのにも役立ちます。

ストレスは人を利他的にする

ではここで、「トラストゲーム」というゲームに参加するつもりになってみましょう。最初に、ゲームの進行役があなたに100ドルを与えます。対戦相手（あなたの見知らぬ人）には1ドルも与えません。

あなたがその対戦相手を信頼しないと決めたら、100ドルはその相手と50ドルずつ分け合うことになります。けれども、あなたが相手を信用すると決めた場合には、つぎの決断は相手が下します。相手があなたの信用に応えようと決めたら、賞金額も増え、相手もあなたも200ドルずつもらえます。しかし、相手があなたの信用を裏切った場合、賞金額は増えますが、すべて相手のものになり、あなたは1ドルももらえません。

あなたは見知らぬ相手を信用しますか？　あるいは逆の立場だったらどうでしょう？　相手が見知らぬあなたを信用した場合、あなたも相手の気持ちに応えて太っ腹になるでしょうか？　それとも私利私欲に走ってしまうでしょうか？

イギリスのゲーム番組「ゴールデン・ボールズ」では、この方法でゲームを行って、参加者たちが追い詰められたときにどこまで相手を信用できるか、あるいは身勝手になれるか、その土壇場の姿を浮き彫りにします。この番組に対しては、反社会的行動を助長しているという批判の声も上がっていますが、行動経済学者のリチャード・セイラーは、番組の参加者のうち53％は相手を信用し、また相手の信用に応える行動を取ったと指摘しました（セイラーは、これは驚くべき高い数字だと考えています。そもそも経済学者は、人間の利他主義をあまり信じていないのかもしれませんが）。

ストレスを含むさまざまな要因が意思決定に与える影響を研究している行動経済学者たちも、「トラストゲーム」をツールとしてよく利用します。ある研究では、ストレスを与えるグループ実験を行いました。参加者たちはグループ面接（模擬就職試験）と認識能力テストで、ほかの参加者たちと張り合います。これは、「しっかりやらなければ」というプレッシャーと、他人と比較される脅威という、ふたつのストレスを最大化するのがねらいです。それが終わるとすぐに、参加者たちはグループ実験には参加していない別の人たちと、「トラストゲーム」をすることになりました。「トラストゲーム」のまえにグループ実験に参加していない人たちと、グループ実験でストレスを与えられた人たちとでは、「トラストゲーム」で相手を信用する態度や、相手の信用に応える態度に、どのようなちがいが表れるでしょうか?

もしかしたら、ストレスを与えられた人たちのほうが、攻撃的あるいは利己的になるだろうと思ったかもしれませんが、実際は逆でした。直前のグループ実験でストレスを与えられた人たちのほうが、賞金をすべて失うリスクを冒してでも、見知らぬ相手を信用しようとする確率が50%も高いことがわかりました。また、相手の信用に応える確率も50%高く、賞金を独り占めせずに対戦相手と半分ずつ分け合うことを選びました。

つまり、対照群《コントロールグループ》の人たち(直前にストレスを与えられていない人たち)の場合は、相手を信用し、相手の信用に応えた確率は、テレビのゲーム番組「ゴールデン・ボールズ」の参加者たちの確率とほとんど同じで、50%前後だったのに対し、ストレスを与えられた人たちが、相手を信用し、相手の信用に応えた確率は、75%と異例の高さでした。ストレスが彼らを向社会的にしたのです。

グループ実験のあいだに、研究者たちは参加者の体のストレス反応を測定していました。

参加者のうちでストレスに対する心血管反応性がもっとも強かった人たちは、そのあとの「トラストゲーム」でもっとも相手を信用し、相手の信用に応える行動を取りました。言い換えれば、ストレスに対する反応がもっとも強く心臓に表れた人ほど、利他的になったということです。

この研究結果にショックを受ける人はたくさんいます。授業でこの話をしたときも、受講生がさっと手を挙げて、「そんな結果はあり得ないと思います」と言ったことが何度もありました。ストレスを感じたら必ず「闘争・逃走反応」が表れると思い込んでいる人にとっては、参加者たちの利他的な行動は、わけがわからないのです（ストレスで気が荒くなっているのだから、なにが何でも相手を打ち負かし、見知らぬ人間を信用するようなまぬけなやつらのカネなど、ぜんぶ巻き上げてやろうと思うのでは？）。

にもかかわらず、先ほどのような研究結果が実際にあり得るのは、ストレス反応にもいろいろあるからです。多くの人びとの考えとは裏腹に、ストレスを感じるさまざまな状況に対し、体に起こるストレス反応はいつも同じと決まっているわけではありません。心血管変化や、ホルモン分泌の割合など、ストレス反応によって体に起こる変化は、場合によって異なります。体のストレス反応が異なれば、それにしたがって心理的、社会的にも異なる反応が表れます。利他的な傾向が高まるのもそのひとつです。

ストレス反応にはいくつかの典型的な種類があり、各反応によって体に起こる生物学的な変化が異なるため、ストレスへの対処方法もそれぞれ異なります。たとえば**「チャレンジ反応」**が起こると、自信が強まり、進んで行動を起こし、経験から学ぼうとします。いっぽう**「思いやり・絆反応」**が起こると、勇気が強まり、進んで人の世話をし、社会的な関係を強化します。

ストレス反応にはおなじみの「闘争・逃走反応」以外にも、このようなレパートリーがあるのです。異なる反応がどのように引き起こされるのかを理解するために、ストレスを感じたときに体内で起こる反応を詳しく見ていきましょう。

「闘争・逃走反応」は体じゅうの力と意志力を結集させる

ウォルター・B・キャノンが観察して述べたとおり、闘争・逃走反応は、交感神経系が活性化したときに起こります。警戒態勢を取って瞬時に行動できるよう、交感神経系の働きによって体全体のエネルギーを結集させます。肝臓はエネルギー源となる脂肪と糖を血液中に放出します。呼吸が深くなり、たくさんの酸素を心臓へ届けます。すると心拍数が上昇し、酸素と脂肪と糖が筋肉と脳へ運ばれます。アドレナリンやコルチゾールなどのストレスホルモンは、筋肉と脳がエネルギーを効率よく摂り込み、利用するのに役立ちます。

このようにして、ストレス反応はあなたが目の前の問題に立ち向かうための準備を整えます。

このようなストレス反応の働きで、驚異的な身体能力が発揮されることもあります。事故の際、ストレスによる〝火事場の馬鹿力〟で助かったというニュースもたくさんあります。オレゴン州レバノンでは、10代のふたりの少女が、重さ1・3トンのトラクターを持ち上げて、下敷きになっていた父親を救出しました。

「どうやって持ち上げたのかわかりません、とにかくすごい重さで」少女のひとりが取材陣に言いました。「でも、無我夢中でした」

ストレスに襲われたとき、この少女たちのように思いがけない力を発揮する人はたくさんいます。どこからそんなすごい力や勇気が湧いてくるのか、本人たちにもわかりません。しかし一大事となると、体じゅうの力と意志力が結集され、すごいことをやってのけるのです。

ストレスによって生じるエネルギーは、行動を促すだけでなく、脳を活性化させます。アドレナリンの作用で五感が研ぎ澄まされ、瞳孔が大きく開いて光を取り込み、聴覚が鋭くなります。脳は情報を急速に処理します。注意散漫な状態はストップし、重要でないことは意識から外れます。このようにストレスには注意力を高め、意識を集中させる働きがあり、周囲の状況をいち早く察知することができます。

さらに、エンドルフィン、アドレナリン、テストステロン、ドーパミンなど何種類もの脳内化学物質が分泌されるため、やる気が出ます。ストレスを好む人たちがいるのは、ストレス反応にこのような効果があって、気合いが入るからです。これらの脳内化学物質が分泌されると、自信と力が湧きます。また目標達成に対する意欲が高まり、気分を高揚させる脳内化学物質の大量分泌を引き起こすことなら、何でもやってみようとします。

このような状態をストレスの「興奮と喜び」の効果と呼ぶ科学者もいます。飛行機から飛び降りていくスカイダイバーや、恋に落ちた人にも、このような状態が観察されています。あなたもスポーツ観戦できわどい勝負にドキドキしたり、締め切り直前で必死にがんばっているときは、このような効果を実感しているはずです。

いっぽう、身の危険を感じた場合には、体にいっそう強い変化が生じるため、「闘争・逃走反応」が起きているのに気づくかもしれません。

「チャレンジ反応」は最高のパフォーマンスを引き起こす

ストレスがあってもそれほど危険でない場合には、脳と体は「チャレンジ反応」という別の状態に切り替わります。「闘争・逃走反応」と同様に、「チャレンジ反応」が起こると力が湧いてきて、プレッシャーのかかる状況でもやるべきことをやれるようになります。

心拍数は上昇し、アドレナリンが急増し、筋肉と脳にはエネルギーがどんどん送り込まれ、気分を高揚させる脳内化学物質が急増します。

しかし「チャレンジ反応」には、「闘争・逃走反応」とは異なる重要な点がいくつかあります。まず、集中力は高まりますが、恐怖は感じません。数種類のストレスホルモンの分泌される割合も異なり、なかでもDHEAの割合が高くなることは、ストレスから回復したり学んだりする助けになります。そのおかげで、ストレス反応の成長指数が上昇します。これはストレスホルモンの理想的な割合であり、ストレスの経験が役に立つか、害になるかを左右するひとつのポイントです。

いわゆる「フロー」の状態（自分のやっていることに完全に没頭している望ましい状態）にある人には、「チャレンジ反応」の特徴が明確に表れます。アーティスト、アスリート、外科医、ゲーマー、ミュージシャンなどが、一心不乱にパフォーマンスや仕事に取り組んでいるときには、ストレス反応のなかでも「チャレンジ反応」が表れます。

このような分野でもっとも優秀な人たちともなると、たとえプレッシャーのかかる場面でも、体の生理的な変化は強く表れないのではないか、と思う人が多いかもしれません。ところが実際には、「チャレンジ反応」が強く表れます。そのおかげで、精神的にも肉体的にも力が湧いてくるのです。その結果、自信が強まり、集中力が高まり、最高のパフォーマンスを発揮することができます。

「思いやり・絆反応」は社会的なつながりを強化する

ストレス反応が起こると、力が湧いてくるだけではありません。ストレスを感じると、多くの場合、人とのつながりを求める気持ちが強くなります。それはおもにオキシトシンというホルモンの働きによるものです。オキシトシンに「愛の分子」や「抱擁《ほうよう》ホルモン」といった印象的な呼び名がついているのは、誰かを抱きしめたときに脳の下垂体から分泌されるためです。

さらにオキシトシンには、神経ホルモンとして脳の社会的本能を調整するという複雑な働きもあります。オキシトシンのおもな役割は、社会的な絆を築いたり強化したりすることであり、誰かと抱き合ったり、セックスをしたり、あるいは授乳したりするときに分泌されます。オキシトシンが大量に分泌されると、誰かとつながりたくなります。誰かと触れ合ったり、メールを交わしたり、一緒に飲みに行ったりするなど、人とのつながりを求める気持ちが強くなります。

さらにオキシトシンが脳に及ぼす作用で、周りの人の考えていることや感情に気づき、理解する力が強まります。また、オキシトシンには思いやりを深め、直観を鋭くする効果があるため、大量に分泌されると、大切な人たちへの信頼が深まり、相手の役に立ちたいという思いが強まります。またオキシトシンの作用で、社会的なつながりに対する脳の報酬センターの反応が敏感になるため、相手を思いやることで得られる心のぬくもりが、いっそう強く感じられます。

けれども、オキシトシンの働きは、社会的なつながりを強化するだけではありません。オキシトシンは勇気をもたらす脳内化学物質でもあるのです。オキシトシンは脳の恐怖反応を鈍らせ、体が動かなくなったり、あるいは逃げ出そうとしたりするのを防ぎます。オキシトシンは、誰かを抱きしめたい気持ちにさせるだけでなく、あなたを勇敢にしてくれるのです。

何だかよいホルモンだと思いませんか？　このオキシトシンは、心拍数を上昇させるアドレナリンと同様に、ストレス反応によって生じる物質のひとつです。ストレスを感じると脳の下垂体からオキシトシンが分泌され、社会的なつながりを求める気持ちが強くなります。つまり、ストレスを感じれば「よりよい自分」になれるのです。

ストレス反応によってオキシトシンが分泌されると、支え合う仲間たちとつながることが心強く感じられます。また相手の気持ちにも敏感になるため、大切な人たちとの絆を強めることができます。科学者たちはこれを「思いやり・絆反応」と呼んでいます。生き残りをおもな目的とする「闘争・逃走反応」とはちがって、「思いやり・絆反応」は、自分にとって大切な人たちやコミュニティを守りたいという気持ちを高めます。そして重要なのは、そのための勇気が湧いてくることです。

あなたが友だちや愛する人の声を聞きたくてたまらないときは、ストレス反応が起こって、助けを求めようとしているのです。悪いことが起きたときに、とっさに子どもたちや、ペットや、家族や、友だちのことが思い浮かぶのは、ストレス反応が起こって、仲間を守ろうという気持ちが強くなるためです。卑劣な行為をする相手に対し、自分のチームや、会社や、コミュニティを守りたいと思うのも、「思いやり・絆反応」という向社会的なストレス反応の作用です。

さらにオキシトシンには、もうひとつ驚くべき効果があります。「ラブホルモン」とも呼ばれるオキシトシンは、心臓血管の健康にも効果的なのです。心臓にはオキシトシン専用の受容体があり、心臓細胞の再生や、微小損傷の修復に役立ちます。ストレス反応によってオキシトシンが分泌された場合には、ストレスは心臓の強化に役立つのです。よく一般的には「ストレスは心臓発作を引き起こす」と言われていますが、まさに正反対です！

もちろんストレスによってアドレナリンが急増した場合には、心臓発作が起こる場合もありますが、すべてのストレス反応が心臓にダメージを与えるわけではありません。それどころか、ある画期的な研究では、実験用ラットに心臓発作を引き起こす薬品を投与するまえに、ストレスを与えたところ、ストレスの効果で心臓がダメージから守られたことがわかりました。ところが、オキシトシンの分泌を抑える薬品をラットに投与したところ、ストレスが心臓を守る効果は表れなかったのです。

この研究結果は、ストレスのもっとも驚くべき効果を示しています。すなわち、ストレス反応はレジリエンスのために体に備わっている機能だということ。そのおかげで、わたしたちは人を思いやると同時に、心臓を強化することができます。

感情の高ぶりは学びを助ける

どのストレス反応においても、最終段階は「回復」であり、体と脳がストレスのない状態へ戻っていきます。体は回復のためにさまざまなストレスホルモンの力を借ります。たとえば、コルチゾールとオキシトシンは炎症を抑えて、自律神経系のバランスを整えます。ＤＨＥＡと神経成長因子は、神経の可《か》塑《そ》性を高め、脳がストレスの経験から学ぶのを助けます。

回復が必要なのは、ストレスホルモンが分泌されたせいだろうと思った人もいるかもしれませんが、この場合は正反対です。ストレス反応が起こったときにこれらのホルモンが分泌されるのは、心身の回復を助けるからです。ストレス時にこれらのホルモン分泌量が多い人は、回復が早く、疲労が長引かない傾向にあります。

ストレスからの回復プロセスは、瞬間的なものではありません。強度のストレス反応が起こったあとには、脳は数時間かけて神経細胞間の結合を「再配線」し、ストレスの経験を記憶し、そこから学ぼうとします。このときストレスホルモンは、学習と記憶をつかさどる脳の領域の働きを活性化させます。

あなたが経験したことについて、脳が情報を処理しているあいだは、そのことを考えるのがやめられないことに気づくでしょう。どうしても誰かに話を聞いてもらいたくなったり、思わず祈りたくなったりするかもしれません。ストレスを経験しても結果的にうまく行った場合には、その経験を頭のなかで再現し、自分が取った行動をつぶさに思い出して、どのようにして成功したかを記憶します。失敗した場合には、なにが起こったのかを理解し、ほかにはどういう方法があっただろうか、その場合にはどんな結果になっていただろうか、と考えます。

回復プロセスのあいだは、よく感情が高ぶります。活力がみなぎって興奮し、気分が落ち着きません。強いストレスの経験から回復するときには、恐怖やショックや怒りを感じたり、罪悪感や悲しみに襲われたりすることもめずらしくありません。あるいは、安心感や喜びや感謝の念をおぼえることもあります。

回復期には、こうしたさまざまな感情をいちどにおぼえることもあります。脳はそうやって、経験したことを理解しようとしているのです。あなたもそのおかげで、できごとをしっかりと振り返り、この先ストレスを感じたときにうまく対処できるように、経験から学ぼうとします。

さまざまな感情を味わえば、経験したことを記憶しやすくなります。このような感情にともなう神経系の反応は、脳の可塑性を高めます――この場合、可塑性とは脳が経験にもとづいてみずからを改造する能力を示す用語です。このようにストレスを経験したあとにさまざまな感情を味わうことは、あなたが経験から学び、意義を見出すのに役立ちます。

それらはすべて、将来のストレスに対処するために、脳と体が過去のストレス経験から学ぼうとする働きの一部です。ストレスが脳に刻まれることで、つぎに同様のストレスを感じたときにうまく対処できるようになります。ちょっとイライラした程度ではこのようなことは起きませんが、大変なことが起きたときには、体と脳はその経験から学ぶのです。心理学ではこれを**「ストレス免疫」**と呼んでいます。いわば脳のためのストレスワクチンのようなものです。

そのためNASAの宇宙飛行士や、救急隊員や、トップアスリートをはじめ、強度のストレス下で任務を果たすべき人たちには、ストレス状況を経験することが重要なトレーニングのひとつになっています。またストレス免疫は、子どもたちに緊急避難にそなえて心

ストレス反応の3つの効果

	ストレス反応はどう役に立つか	体や心に表れる反応
1 困難にうまく対処する	・注意力が高まる ・感覚が鋭くなる ・やる気が高まる ・エネルギーが結集される	心臓がドキドキし、汗をかいたり、呼吸が速くなったりする。精神はストレス源に集中している。興奮し、力が湧く。不安で落ち着かない。瞬時に行動を起こせる。
2 人とのつながりを強める	・向社会的な本能が活性化する ・社会的なつながりを求める ・人の気持ちに敏感になる ・恐怖が弱まり、勇気が湧く	友人や家族のそばにいたくなる。ふだんよりも周りの人たちのことを気にかけ、相手の感情に敏感になっているのに気づく。自分にとって大切な人たちや組織や価値観を守り、サポートし、応援したい気持ちが強くなる。
3 学び、成長する	・神経系のバランスが回復する ・脳内で経験を再現し、書き換え、再記憶する ・脳が学び成長するのを助ける	体の状態はだんだん落ち着いてきても、精神的にはまだ活発な状態。起こったできごとを頭のなかで再現したり分析したりする。あるいは誰かにそのことを話したくなる。多くの場合、さまざまな感情が入り混じるとともに、起こったことを理解したいと望む。

の準備をさせたり、従業員が厳しい労働状況に対応できるように訓練したりするのに役立ちます。また、自閉症者にとっては大きなストレスとなる、社会的交流の練習などにも利用されています。幼児期のストレスが成長後のレジリエンスにつながることを突きとめた、スタンフォード大学のカレン・パーカーをはじめとする科学者たちの研究結果も、この「ストレス免疫」という考え方で説明がつくでしょう。

ストレスを経験することでストレスに強くなるのがわかると、新たなストレスに直面しても苦にならないかもしれません。実際にストレスを経験しても、そこから学ぶべきことがあると思っていると、体のストレス反応が切り替わり、「ストレス免疫」の効果が高まります。

アリア・クラムの研究でも見てきたとおり、「ストレスにはよい面もある」というビデオを観た参加者たちのＤＨＥＡは、模擬面接中も終了後も、高いレベルを示していました。そのほかの研究においても、ストレスの多い状況は、自分のスキルや知識や長所を向上させるのによい機会だと考えると、「闘争・逃走反応」ではなく「チャレンジ反応」が起こる可能性が高いことがわかりました。それによって、経験から学べるチャンスが増えるのです。

ストレスを見直すエクササイズ

ストレス反応を振り返る

最近ストレスを感じたできごとを思い出してみましょう。誰かとの言い合いや、仕事上の問題や、健康上の心配ごとなど、何でもかまいません。

つぎに、125ページの表を読みます。あなたがストレスを感じていたとき、もしくはそのあとで、ストレス反応の3つの効果のうち、どれが表れたか考えてみましょう。

力が湧いてきましたか？　体にはどんな反応が起きていたでしょうか？　どんな感覚がありましたか？　周りの人とのつながりやサポートを求めたでしょうか？　自分にとって大切な人や、大切なもののために行動を起こしたい、あるいは守りたい、応援したい、という気持ちが湧いてきましたか？　そういう強い気持ちは、具体的にどんなかたちで表れたでしょうか？

ストレスを感じたあとで、起こったできごとを頭のなかで再現したり、誰かに話したりしましたか？　あとになって（あるいはいま）、そのできごとを振り返ったときに、どんな感情が湧いてきましたか？

少し時間を取って、自分が感じたことを書いてみましょう。

あなたも以前は、手に汗をかいたり、誰かに元気づけてもらいたくなったり、起こったできごとを反芻《はんすう》したりするのは、過剰なストレスによる〝症状〟で、ストレスにうまく対処できていないしるしだと思っていたかもしれません。

けれども、これからは考え方を改めて、そういう反応が表れるのは、**あなたがストレスにうまく対処できるように、体と脳が助けてくれているしるし**だと思うことはできるでしょうか？

ストレス反応のなかで、あなたがとくに不快に思い、役に立つとは思えない症状がある場合には、そのような症状にも、もしかしたら自分の身を守ったり、困難にうまく対処したり、人とのつながりを強めたり、経験から学んで成長したりするなど、何らかの役割があるのではないかと考えてみましょう。少し時間を取って、そのような観点から自分自身の経験を振り返って書いてみてください。

「どのストレス反応が起こるか」は自分で変えられる

　最新の研究によって、ストレス反応は何種類もあることがわかっていますが、いつどんなときに、どのストレス反応が起こるかは、どのようにして決まるのでしょうか?

　どんな状況でストレスを感じるかによって、体に起こるストレス反応も変わってきます。たとえば、社会的ストレスを感じると、オキシトシンの分泌量が多くなります。それによって人とのつながりを求める気持ちが強くなるので、望ましいことです。

　いっぽうパフォーマンスの際にストレスを感じると、アドレナリンをはじめとするストレスホルモンの量が増えて、力が湧き、集中力が高まります。最高のパフォーマンスを行うにはまさに必要なので、やはり望ましいことです。

　時と場合に応じてもっとも適切なストレス反応が起こり、自分の持っている力を最大限に利用して、その場の状況に対処できれば理想的です。たとえば、これから総括弁論を行う法廷弁護士に必要なのは、「チャレンジ反応」でしょう。その女性弁護士が帰宅したとたん、子どもたちがママを独り占めしようとしてケンカを始めたら、「思いやり・絆反応」が起こってくれれば、子どもたちもママも穏やかな気持ちになれます。万が一、真夜中に火災報知器が鳴ったときには、「闘争・逃走反応」が起これば、彼女も家族のみんなも無事に逃げ出せます。

これまであなたが人生で経験したできごとも、ストレスへの反応のしかたに影響を及ぼす可能性があります。とくに幼年期のストレス経験は、おとなになってからのストレスシステムの機能に強く影響します。たとえば、子どものころに命に関わる病気にかかった人は、ストレスを感じると強いオキシトシン反応を示します。幼いころからストレスを感じたときに人に頼ることを学んでいるため、「思いやり・絆反応」が起こりやすいのです。

それとは反対に、子どものころに虐待された経験のある人は、ストレスを感じてもオキシトシン反応はほとんど起こりません。幼いころに、ストレスを感じたときに人を信用してはいけない、と学んだからです。その場合、おとなになってストレスを感じたときには、「闘争・逃走反応」が起こって身を守ろうとするか、「チャレンジ反応」が起こって自分の力でがんばろうとします。

さらに遺伝子も、ストレスへの反応のしかたに影響を及ぼします。あるいくつかの遺伝子を持っている人たちは、ストレス反応のアドレナリンによる興奮状態を好む傾向があります。またこれらの遺伝子を持っていると、競争のための「闘争・逃走反応」が起こる傾向が強まります。別のいくつかの遺伝子を持っている人たちは、オキシトシンに対して敏感になるため、「思いやり・絆反応」が起こる傾向が強まります。

遺伝子プロファイルによって、その人がストレスの影響をどれだけ受けやすくなるかも決まります。ストレスに対する回復力が生まれつき高い人たちもおり、そういう人たちはストレスの影響を受けにくく、よくも悪くもあまり変化しません。いっぽう、生まれつきストレスに敏感な人たちもいます。逆説的かもしれませんが、そのせいでうつ病や不安症など、ストレスによるマイナスの結果につながる可能性が高くなるいっぽうで、思いやりが深まり、人として成長するなど、プラスの結果につながる可能性も高くなるのです。

しかしこれから見ていくとおり、そのような遺伝子の差異によって、わたしたちの運命が決まってしまうわけではありません。遺伝子による傾向は、あなたの人生経験や意識的な選択と相互に作用します。ストレス反応のシステムは適応性に富んでおり、あなたがどんな問題に直面しても、つねに最適な対処方法を見つけようとします。

たとえば、親になったことがきっかけで、ストレス反応の傾向が変わることがあります。それまではもっぱら「闘争・逃走反応」を示していた男性たちも、父親になったとたんにテストステロンが減少し、「思いやり・絆反応」を示すようになります。それとは対照的に、命に関わるようなトラウマ体験をすると、ストレスシステムは正反対の方向に働きます。トラウマによって「世の中は危険な場所だ」という認識が働くと、脳と体は「闘争・逃走反応」を起こして危機に備えようとします。

ここで重要なのは、このような変化は戦略的なもので、ストレスシステムに問題があるわけではないということです。このような適応策にはマイナスの面もありますが、プラスの面もあります。

さらに重要なのは、これらの適応策は永続的なものではないことです。脳と体は、あなたが人生でもっとも重要な問題に対処できるように、つねに変化し続けます。トラウマ体験によって引き起こされた変化も、新しい経験や人間関係によって好転する可能性があります。

つまり、ストレスに対する体の反応は、あなたが望むように変えることができるということです。ストレスを感じたとき、体は生物学的に経験から学びやすい状態になっています。ということは、ストレス反応には計画的な訓練の効果がきわめて表れやすいのです。あなたがストレスを感じたときにどんな行動を取ろうと、脳と体はそれを覚え、自動的に同じ行動を取るようになります。

もしあなたがストレスに対する反応のしかたを変えたいのなら――自信を持って問題に立ち向かったり、自分の力でがんばったり、引きこもらずに人の助けを求めたり、苦しみにも意義を見出したりしたいなら――これまでの習慣を変えるために、ストレスを感じるたびに「新しい反応のしかた」を練習することほどよい方法はありません。そうすれば、ストレスを感じている時間はすべて、あなたのストレス反応を転換するためのチャンスになります。

高度1万メートルのストレス

講座「ストレスの新しい科学」が終了したあとすぐに、受講生のレヴァがつぎの体験談をつづったメールをくれました。

レヴァと夫のラクシュマンは、ふたりで講座を受講していました。最後の授業のあと、彼らは娘のひとりが住んでいるオーストラリアに向かうため、飛行機に乗りました。娘はまもなく出産予定だったのです。

ラクシュマンは心臓病を患っており、閉塞《へいそく》性睡眠時無呼吸の症状があります。そのため、充分な酸素を確保するために、機内でも持続的気道陽圧装置を使用しなければなりません。装置は電源につなぐ必要があり、かなりの場所を取ります。そのため、飛行機での移動はふたりにとって非常にストレスになります。

今回の飛行機は電源の差しこみ口が天井にあり、どうかするとプラグの接続がゆるみがちでした。夜間のフライトで機内が暗いため、座席からはよく見えません。レヴァはひざの手術をしているのですが、しかたなく座席の上にのぼって、ゆるんだプラグを入れ直さなければなりませんでした。左右の座席にも乗客がぎっしり並んでいるので、ふらつかないように脚に力を入れると、ひざに激痛が走ります。レヴァは体じゅうがストレスに反応しているのを感じました。

こんなときにストレス反応が起きたらお手上げだ、と誰でも思いたくなるような状況です。レヴァも夫も、この状況をどうすることもできません。電源や、フライトアテンダントや、お互いに対して怒りをぶつけても、何の役にも立ちません。もちろん、逃げ出すなど不可能です――パラシュートを持ちこんで非常口の窓を壊す準備でもしておかないかぎり。そうでなくても、ラクシュマンは心臓発作のリスクが高いのです。高度1万メートルのスリルを味わうなんて、もってのほかです。

しかしレヴァは、ストレス反応は「闘争・逃走反応」だけではないことを思い出しました。そして、いま感じているストレスについて夫と語り合いました。ストレスでイライラするのをやめて、ふたりで想像してみたのです――きっといま、わたしたちの体ではオキシトシンが分泌されている。だからふたりで助け合えるし、あなたの心臓も大丈夫よ。

また、ストレス反応には社会的な効果もあることを思い出したレヴァは、となりの席の女性に声をかけてみました。その人と話ができたおかげで、機内の長旅もずっと気楽になりました。それまでは座席にのぼるたびに、となりの人に迷惑をかけて申し訳ない、と気がとがめたのです。

さらに、レヴァとラクシュマンは意識的に気持ちを切り替えました。どうにもできない状況にやきもきするのはやめて、わざわざ飛行機に乗っているのには大事な理由があることを思い出しました。そして、「苦労しただけの甲斐はあるよね。もうすぐあの娘《こ》と生まれてくる孫に会えるんだから」と励まし合いました。そう思えば、つらい長旅にも感謝の気持ちが湧いてきました。

この話が素晴らしいと思うのは、ストレス反応にはいくつもの種類があるのを思い出すことで、たとえ状況は変えられなくても、自分自身のストレスの受けとめ方は変えられる、ということを端的に示しているからです。この場合は、「社会的なつながり」や「意義」に意識を向けたことが、つらい長旅を乗り切るために最適な方法でした。

それとはちがって、自分しだいで状況を変えられる場合には、ストレス反応は「行動力」と「勇気」を与えてくれることを思い出したほうが、役に立つかもしれません。

体がストレスに反応しているのを感じたら「いま自分にもっとも必要なのは、ストレス反応のどの効果だろう?」と考えてみましょう。闘うべきか、逃げるべきか。状況にしっかりと向き合うべきか、周りの人とのつながりを強めるべきか。それとも意義を見出すべきなのか、成長すべきなのか。

もしストレス反応が起こって、流されてしまいそうになっても、「自分はどのように反応したいか」に意識を集中させると、それにしたがって、あなたの体の状態も切り替わります。

第2章のまとめ

ストレス反応の「ミスマッチ理論」は、ストレスに対して体が示す反応は、大昔のサバイバル本能の名残《なごり》だという考え方です。その考え方でいけば、命の危険に関わる緊急事態でもないかぎり、ストレス反応は起こるべきではないということになります。つまり、ストレスを感じるのは心理的な欠点や弱さのせいであり、直すべきだというわけです。

このような考え方が生まれたのは、「ストレス反応＝全身全力の闘争・逃走反応」というまちがった思い込みのせいです。しかしそうではなく、ストレス反応にはほかにもさまざまな種類があることを知っていれば、わたしたちの体に頻繁にストレス反応が起こる理由も、そしてストレス反応は欠点のしるしなどではないことも、ちゃんと理解できるはずです。

子どもたちに大急ぎで学校へ行く支度をさせたり、気難しい同僚とやりとりしたり、誰かに批判されたことについて考えたり、友人の健康状態を心配したり――そういうとき、わたしたちの体にはストレス反応が起こります。なぜなら、自分にとって大切なものが脅かされたとき、わたしたちはストレスを感じるからです。そしてもっとも重要なのは、ストレス反応が起こるのは、わたしたちがその状況に手を打てるようにするためなのです。

目標が脅かされたとき、わたしたちはストレスを感じて、行動を起こします。

価値観が脅かされたとき、わたしたちはストレスを感じて、それを守ろうとします。

ストレスを感じたとき、わたしたちには勇気が湧いてきます。

ストレスを感じたとき、わたしたちは人とつながろうとします。

ストレスを感じたとき、わたしたちは失敗から学ぶことができます。


このようにストレス反応は、基本的なサバイバル本能だけではありません。ストレス反応は、わたしたちが人間らしくふるまい、人とつながり、周囲や世の中と関わっていくための助けにもなるのです。それを理解したとき、ストレス反応は恐ろしいものではなくなります。ストレス反応はその価値を正しく理解して、うまく利用し、頼りにすべきものなのです。

第3章

ストレスの欠如は人を不幸にする

――忙しい人ほど満足度が高い

2005年から2006年にかけて、「ギャラップ世論調査」では、121カ国、12万5000名の15歳以上の人びとに、ひとつの質問を行いました。

「あなたは昨日、大きなストレスを感じましたか？」

先進国では電話調査が行われ、発展途上国や辺境地域では世論調査員による訪問調査が実施されました。

その後、研究者たちは各国のストレス度指数を算出しました。各国において、何パーセントの人びとが、大きなストレスを感じたと回答したのでしょうか？　121カ国の平均は33％でしたが、アメリカはそれよりも高く43％でした。最上位はフィリピンで67％、最下位はモーリタニアでわずか5％強でした。

国ごとにかなりの差異が見られたため、研究者たちはつぎのことに興味を持ちました。

「各国のストレス度指数は、幸福度や平均寿命や国内総生産（GDP）など、国民の繁栄を示すその他の指数とも比例しているのだろうか？」

ストレスについてのあなたの考え方にしたがえば、答えはどうなるでしょうか？ 大きなストレスを感じている国民が多いことは、公衆衛生や、国民の幸福度や、国家経済にとって、望ましいことなのでしょうか？


すると、研究者たちも驚いたことに、ストレス度指数の高い国ほど、繁栄度も高いことがわかりました。つまり、前日に大きなストレスを感じた、と答えた人びとの割合が高かった国ほど、平均寿命が長く、GDPも高かったのです。また、ストレス度指数の高い国ほど、国民の幸福度や人生に対する満足度も高いことがわかりました。ストレスを感じている人が多い国ほど、健康状態や、仕事や、生活水準や、地域社会に満足している人が多かったのです。

いっぽうで、モーリタニアのように、貧困や飢餓が蔓延し、汚職や暴力が横行している国の人びとは、必ずしも自分たちの生活はストレスが多いと思っていないことがわかりました。世界各国の人びとが「ストレスが多い」と言うとき、その内容は、客観的に見て明らかな社会的な悪条件とは、必ずしも一致していなかったのです。

この不可解な結果を理解するために、研究者たちはストレスとその他の感情との関連性を調べました。すると、回答者たちが大きなストレスを感じた日には、怒りや、気分の落ち込みや、悲しみや、不安も感じている傾向が見られました。けれども、ストレス度指数の高い国に住んでいる人びとは、ストレスをたくさん感じた日でも、喜びや愛情を感じ、笑った人が多いことがわかりました。

したがって総体的な繁栄度を評価した場合、その世論調査でもっとも幸福な人たちは、ストレスのない人たちではありませんでした。もっとも幸福な人たちは、大きなストレスを感じていながらも、精神的に落ち込んでいない人たちだったのです。そのような人たちは、自分の人生をほぼ理想に近いと考えている割合が高いこともわかりました。それとは逆に、もっとも不幸な人びとは、屈辱感や怒りを強く感じているいっぽう、喜びはほとんど感じておらず、そこには「ストレスの明らかな欠如」が見られました。

わたしはこれを**「ストレス・パラドクス」**（ストレスをめぐる矛盾）と呼んでいます。ストレス度が高いことは、苦痛とも繁栄とも関連性があるのです。重要なのは、幸せな生活にはストレスが存在し、ストレスのない生活は必ずしも幸せとは言えないということ。多くの人びとが「ストレスは害になる」と思っているにもかかわらず、ストレスが多い人のほうが、愛情や健康に恵まれ、人生に対する満足度が高いようなのです。

わたしたちが苦痛に感じることが、なぜそれほど多くのよい結果に結びつくのでしょうか？　このストレスをめぐる矛盾を理解するには、ストレスと生きがいとの関連性について考えるのがもっともよい方法です。生きがいのある人生には、ストレスは付きものであることがわかります。

「生きがいのある人生」に見られるもっとも大きな特徴

２０１３年、スタンフォード大学とフロリダ州立大学の研究者たちが、18歳から78歳までの幅広い層のアメリカ人を対象に調査を行いました。つぎの言葉にどれくらい共感しますか、と質問したのです。

「全体的に考えれば、わたしは生きがいのある人生を送っている」

自分の人生は全体的に考えて、生きがいがあると言えるのかどうか——そんなことを考えさせるなんて、ずいぶんと難題に思えるかもしれません。ところが、多くの人はほとんど直感的に、自分がどう思っているかわかっています。あなたもさきほどの言葉を読んだとき、すぐに答えがわかったのではないでしょうか。

つぎに研究者たちは、さきほどの言葉に強く共感した人たちと、共感しなかった人たちとの相違点に注目しました。生きがいのある人生に見られるもっとも大きな特徴は、何なのでしょうか？

驚いたことに、ストレスは相違点の上位に入りました。実際に、ストレスを感じた経験の多い人ほど、人生に大きな意義を感じているようでした。そして、人生で強いストレスを感じた経験がもっとも多かった人たちほど、生きがいのある人生を送っている、と思っていることがわかりました。いま現在、大きなストレスを感じていると答えた人たちのなかにも、自分の人生は生きがいがあると思っている人が多くいることがわかりました。

そういう人たちは、将来への不安を抱えて過ごした日々や、過去の苦しい経験や試練を思い出すような時間さえも、「意義がある」と思っていることがわかりました。研究者らが結論づけたように、「人生に生きがいを感じている人びとは、あまり生きがいを感じていない人びとにくらべて、心配ごとが多く、ストレスも多い」のです。

ストレスと生きがいは、なぜそれほど強く結びついているのでしょうか？　ひとつの理由としては、自分の役割にしっかりと取り組み、目標に向かって努力すれば、目的意識を持って生きていけるいっぽうで、ストレスも避けられないからです。

人びとが最大のストレス源として挙げるものはいろいろありますが、なかでも仕事、育児、人間関係、介護、健康問題などはトップに挙がります。最近のふたつの調査では、イギリスでは成人の34％が、人生で最大のストレスを感じる経験は「乳幼児の育児」だと回答し、カナダでは強度のストレスを感じている成人の62％が、最大のストレス源は「仕事」だと回答しました。

このような、ストレスも大きいけれどやりがいのある役割についてたずねると、「ストレス・パラドクス」が浮かび上がってきます。たとえばギャラップ世論調査では、18歳未満の子どもの養育をしている人たちは、毎日多くのストレスを感じていると同時に、ほほえんだり、笑ったりすることが多いことがわかりました。また、起業家の場合、前日に大きなストレスを感じたと答えた人たちは、同じ日に興味深いことを学んだと答えていることがわかりました。ストレスを感じるのは、人生がうまく行っていないしるしではなくて、自分にとって大事な活動や人間関係に、どれだけ熱心に取り組んでいるかを示すバロメーターと言えるでしょう。

また、ストレスの少ない生活を送っている人たちは、意外にもあまり幸せを感じていないことが、研究によって明らかになっています。多くの人は「こんなに忙しくなかったら、もっと幸せになれるのに」と思っていますが、実際は正反対なのです。やるべきことが多すぎるくらいでも、忙しい人のほうが幸せを感じています。だからこそ、急にやることがなくなって暇になってしまうと、危険なのです――退職後はうつ病を発症するリスクが40%も高まる、というデータにもうなずけます。

退屈は死亡リスクを高める

充実感をもたらすストレスが欠如すると、健康に悪影響が出てきます。ある大規模な疫学調査では、「非常に退屈」だと答えた中高年の男性たちは、その後20年間に心臓発作で死亡するリスクが、2倍以上も高くなることがわかりました。それとは対照的に、目的意識を持って生活している人たちは、長生きすることが多くの調査で明らかになっています。たとえば、9000名の成人を10年間にわたって追跡調査したイギリスの研究では、「大きな生きがいのある人生を送っている」と答えた人たちは、死亡率が30%も低いことがわかりました。学歴、資産、うつ病の有無、喫煙、運動、飲酒などの健康に関わる要素を差し引いて考慮しても、そのリスクの低さは変わりませんでした。

このような研究結果を見ると、ストレスが必ずしも健康や幸せに害を与えるとは言えない理由がわかります。また、ストレスの多い生活を恐れるべきではないことも納得できるでしょう。人びとが生活のなかで大きなストレスを感じることが、もっとも生きがいを感じることと重なっている場合には、そのストレスがむしろ健康に役立っているのは明らかです。

ストレスは、困難かつ重要な目標に向かって努力するなかで生じる、自然の副産物かもしれませんが、ストレスを感じる時間がすべて有意義とは限りません。ただし、いま自分の感じているストレスには意味などないように思えても、「意味を見出したい」という願いが湧いてくる場合もあります――たとえいまは無理だとしても、いつかもっと大きな視野で人生を見つめられるようになったときに。

人生に意味を見出す能力は、大きな困難に直面しても、やる気を失わずにがんばるためには不可欠です。そのため、人間には苦しみに耐え、その意味を理解するための本能と能力が備わっています。その本能は、体に表れるストレス反応の一部でもあり、過去についての熟考、スピリチュアルな探求、内省といったかたちで表れます。ストレスの多い状況に置かれると、そこに意味を見出そうとする働きが生じるのです。それもまた、ストレスの多い人生のほうが、生きがいも大きくなる理由のひとつです。ストレスのおかげで、わたしたちは人生に意味を見出そうと努力するのです。

ストレスを見直すエクササイズ

あなたの生きがいは何ですか？

少し時間を取って、あなたにとってもっとも大切な役割や、人間関係や、活動や、目標を、リストに書き出してみましょう。あなたは日常のどんなことに喜びや愛情を感じたり、笑ったり、学んだり、目的意識を持ったりしているでしょうか？　いくつか書けたら、自分に向かってこう問いかけてください。

「このなかでときどき、もしくは頻繁に、ストレスを感じるものはありますか？」

家庭生活や、仕事や、目標に向かって努力するなかで感じるストレスがなくなったら、どんなに素晴らしいだろう。わたしたちはついそんなふうに思ってしまいます。しかし、現実的にはそんなことはあり得ません。「ストレスの多い人生」か「ストレスのない人生」のどちらかを選ぶことはできないのです——家庭生活にも、仕事にも、ひと付き合いにも、恋愛にも、学習にも、健康にも、ストレスは付きものですから。

あなたの人生にも、生きがいとともに大きなストレスを感じているものがありますか？　もしそうなら、あなたにとってその役割や、人間関係や、活動や、目標が、なぜ生きがいを感じるほど大切なのか、少し考えて書いてみましょう。

さらに、その生きがいを突然失ってしまったら、あなたの人生はどうなるか、想像して書いてみるのもよいでしょう。生きがいを失ったとき、あなたはどう感じるでしょうか？　どうにかして取り戻したいと思うでしょうか？

価値観を紙に書き出す

1990年代に行われたある有名な研究は、日常のストレスに意味を見出すマインドセットを身につけるための、優れた方法を提示しています。

スタンフォード大学の多数の学生たちが研究に協力し、冬休みのあいだ日記をつけることになりました。ひとつのグループの学生たちは、自分にとっていちばん重要な価値観はなにか、そしてその価値観に結びつくようなどんな活動を行ったかを、日記に書くように指示されました。もうひとつのグループの学生たちは、その日にあったよいできごとを日記に書くように指示されました。

3週間の冬休みが終わると、研究者らは学生たちの日記を回収し、休暇をどのように過ごしたか質問しました。すると、自分の価値観に関することを日記に書いた学生たちは、ほかの学生たちにくらべて健康状態がよく、精神的にも調子がよいことがわかりました。冬休み中も、病気や健康上の問題はほとんどありませんでした。元気に大学へ戻ってきた彼らは、以前よりもストレスにうまく対処できる自信を持っていました。冬休みのあいだにストレスをもっとも多く感じていた学生ほど、自分の価値観について日記に書く効果がもっとも顕著に表れました。

さらに、研究者たちは合計2000ページ以上にも及ぶ学生たちの日記を分析し、日記をつける課題がなぜ大きく役立ったのか、その理由を探りました。その結果見えてきたのは、つぎの結論でした。学生たちは自分の価値観について書くことによって、自分の人生に意味を見出すことができたのです。

それまではただ我慢してやっていた面倒なことも、ストレスではなくなりました。それどころか、自分の価値観を表現する行為になったのです。ある男子学生は、年下のきょうだいを車で送ってやるのも、自分なりに家族を大事に思っている気持ちの表れだと思うようになりました。またある学生は、インターンシップの参加申し込みの手続きが大変でも、これで将来の目標に一歩近づけるんだ、と思うことができました。

日記をつけることで、日々のささいなできごとが、じつは自分の大切な価値観と結びついていることに気づいた学生たちは、それまでならばイライラしてしまったはずのできごとにも、自分なりに意味を見出せるようになったのです。

この研究を皮切りに、同様の実験が数多く行われました。どうやら自分の価値観について書くことは、これまでに行われた心理学の介入のなかでも、とりわけ効果が大きいようです。個人的な価値観について書くと、短期的な効果としては、自信が強まり、落ち着きが生まれ、誇りや強さを感じます。また、周りの人に対する愛情や思いやりが深まり、絆が強まります。痛みに対して我慢強くなり、自制心が強まり、ストレスの多い経験をしたあとも、あまりくよくよ悩まなくなります。

いっぽう長期的な効果としては、GPAのスコアが大きく伸びたり、病院に行く回数が減ったり、メンタルヘルス（心の健康）が向上したりするほか、減量や、禁煙や、問題飲酒の減少など、さまざまな効果が見られます。また、差別を受けたりしてもへこたれずにがんばることができ、「どうせダメだ」という考え方をしなくなります。

多くの場合、このような効果が得られたのは、たった1回のマインドセット介入のおかげでした。10分間の介入で、自分の価値観をいちど紙に書いただけでも、その効果は何カ月、あるいは何年たっても、持続するのです。

なぜたった1回の短いマインドセット介入に、強力な効果があるのでしょうか？
スタンフォード大学の心理学者、ジェフリー・コーエンとデイヴィッド・シャーマンは、過去15年間に行われたマインドセット介入に関する数々の研究を分析しました。そして、自分の価値観を書くことが効果的なのは、ストレスを感じた経験についての考え方が変わり、対処できる自信がつくためだ、という結論に達しました。

人は自分の価値観をしっかり持つようになると、自分の努力と周囲からの助けによって、状況を改善できると思えるようになります。そのため自分から積極的に行動を起こせるようになり、先送りや否定といった回避的な対処方法を取らないようになります。逆境が訪れても、苦しい状況がずっと続くわけではないと考え、「こんなことになったのは自分がダメ人間だからだ」とか「もう人生おしまいだ」などとは思わなくなります。

やがて、そのような新しいマインドセットが定着すると、自分のことを、困難を克服できる人間だと思うようになります。コーエンとシャーマンの言葉でいえば、「自分ならできる」と自分に語りかけることです。言い換えれば、自分の価値観についてよく考えると、あなたがストレスについて、心のなかで自分に語って聞かせるストーリーが変わってくるのです。あなたは「自分には逆境に負けない強さがある」「つらい経験をバネに成長できる」と思うようになります。そして、困難を避けずに向き合おうとするようになります。厳しい状況においても、意味を見出せるようになります。

多くの効果的なマインドセット介入実験と同じで、人生にこれほどポジティブな変化が起こるきっかけとなった実験のことを、ほとんどの人はすっかり忘れてしまいます。けれども、その効果はずっと持続します――自分に語って聞かせるストーリーが、ポジティブに変わったからです。持続的な効果がもたらされたのは、ずっとまえに10分間、自分の価値観について書いたからではなく、それをきっかけに、自分の考え方が変わったせいなのです。

ストレスを見直すエクササイズ

あなたにとって大切な価値観は？

この価値観のリストは、すべてを網羅しているわけではありませんが、あなたが自分の価値観について考えるきっかけとなるように考案したものです。ここに挙げた価値観のなかで、あなたにとってとくに大切なのはどれでしょうか？　もっとも重要だと思うものを3つ選んでください。このリストにないものを思いついたら、ぜひそれを書いてください。

・度量
・アートや音楽
・チャレンジ
・コミュニティ
・協力
・好奇心
・効率性
・倫理的行動
・信仰／宗教
・友情
・感謝
・調和
・誠実
・独立
・相互扶助
・生涯学習
・説明責任（アカウンタビリティ）
・運動競技
・連携（コラボレーション）
・思いやり
・勇気
・規律
・情熱
・優秀
・家族
・楽しみ
・幸福
・健康
・名誉
・革新
・喜び
・愛
・冒険
・お祝い
・有言実行
・能力
・創造性
・発見
・平等
・公正
・自由
・寛容
・勤勉
・人助け
・ユーモア
・品位
・リーダーシップ
・忠実

・マインドフルネス
・忍耐
・ペット／動物
・実用主義
・機知に富む
・質素倹約
・信用

・自然
・平和／非暴力
・政治
・問題解決
・自分への思いやり
・強さ
・意欲

・率直
・個人的成長
・プラスの影響
・信頼性
・自立
・伝統
・知恵

あなたにとって重要な価値観を3つ選んだら、そのうちのひとつについて、大切だと思う理由を10分間で書いてみましょう。また、その価値観を日常生活でどのように実践しているか、そのためにきょうはどんなことをしたかも書いてください。もしあなたがいま、なにか難しい決断を迫られて悩んでいる場合は、その価値観にしたがって決断を下せるかどうか、考えてみるのもよいでしょう。

これを書くときに、いまストレスを感じていることについてはなにも書かなかったとしても、この10分間で、日常のストレスに向き合うあなたの態度は変わります。ほかのふたつの価値観についても、また時間を設けて同じように書いてみたり、とくにストレスを感じてつらいときに、このエクササイズをもう一度やってみたりするのもよい方法です。

授業でこのエクササイズを行うと、「価値観を選ぶのが難しい」という学生がいます。自分の価値観を認識する方法がわからないか、絞り込めないのです。そういう場合、念頭に置いてほしいのは、**「価値観には、自分が大切に思っているものが反映されている」**ということです。このエクササイズを行うと、あなたがいまなにを重要だと思い、どんなことに意味を感じているかがわかります。それは態度や、個人的な強みや、プライオリティや、大事なコミュニティかもしれません。もしくは、あなたが人生で経験したいことや、ほかの人たちと分かち合いたいことかもしれません。あるいは、人生で重要な決断を下すときに役立つような指針かもしれません。

このエクササイズで価値観を選ぶときに、あなたがその点において優れているかどうかは関係ありません。あなたにとってなぜその価値観が重要なのか、他人が納得するかどうかも関係ありません。価値観というのは、自分にとってしっくりくるものや、自分が身につけたいと思うものです。

たとえば、ある学生は最初、このエクササイズはつまらないと思っていました。というのも、彼女は「能力」という価値観を選びましたが、それは周りの人たちが評価することで、本人にはあまり思い入れがなかったからです。それどころか、周囲からいつも能力を期待されることに怒りすら感じていたのでした。

そこでわたしは、「自分がこうなりたいと思うことを選んでみたら？」と提案しました。すると彼女は、いまの自分にはものすごく難しいけれどもっと「度量」のある人になりたい、と思っていることに気がつきました。

価値観を思い出させるアイテムを持つ

ストレスの多い状況のさなかでも、ときには自分の考え方を切り替える必要があります。ストレスを感じたときに、自分にとって大切な価値観を思い出すと、困難な状況に対処しやすくなることが、研究によって明らかになっています。

カナダのオンタリオ州にあるウォータールー大学の研究では、参加者たちに「価値観を忘れずに」と書かれたブレスレットを配布しました。スタンフォード大学で行われた同様の実験では、ブレスレットの代わりにキーホルダーが参加者に配布されました。キーホルダーのなかには小さな紙片が入っていて、そこに自分にとって大切な価値観を書いておくことができます。

いずれの実験においても、参加者たちはストレスを感じたらブレスレットかキーホルダーを見て、自分にとって重要な価値観を思い起こすように指示されました。この指示はとても効果的で、困難な状況を乗り切るには、自分の価値観をいちど紙に書き出してみるエクササイズよりも、こちらのほうが役に立ちました。

スタンフォード大学の講座「ストレスの新しい科学」でも、価値観を忘れないためのブレスレットを受講生全員に配布しています。先日、受講生のミリアムがメールで、困難な状況のなかで、ブレスレットがとても役に立っていることを報告してくれました。

じつは夫のジョーが、アルツハイマー病の初期段階にあるらしいことがわかったのです。診断は暫定的なものでしたが、担当の神経科医は、ジョーの記憶力の衰えはおそらくアルツハイマー病の影響ではないか、という見解を示しました。ジョーは現役時代、企業の幹部として活躍していた人です。思いがけない認知低下の兆候に、本人もミリアムも不安になりました。仲よく年を重ねていくのを楽しみにしていたのに、ふたりで思い描いていた未来が、どこかへ消え去っていくようでした。

ミリアムとジョーは、例の価値観のエクササイズをやってみました。彼女が選んだもっとも大切な価値観は「忍耐」です。ジョーは「ユーモア」と「誠実」を選びました。それからの1週間、ミリアムは何度も「忍耐」を思い出して、行動に移すことができました。さらに、夫のジョーが自分の価値観を心の支えにがんばっている姿を見て、励まされました。

ジョーがなくした携帯電話を、ミリアムが冷蔵庫のなかで見つけたときも、ジョーは「そんなところに置いた覚えはないんだけどなあ」と言いながら、おどけてみせました。そのおかげで、ふたりともストレスから救われて、気分が楽になりました。

ミリアムとジョーの場合、ストレスを避けるのは無理な話で、現実を否定してもしかたありません。状況をどうにかしたくても、自分たちの手には負えません。しかし、大切な価値観を思い出すことで、少なくともひとつは、自分自身でコントロールすることがあります。ストレスを減らしたり、なくしたりできないときでも、自分がストレスに対してどう反応するかは自分で選べるからです。

あなたの価値観を思い出すことは、ストレスを力に変えるのに役立ちます――ストレスが「自分の意思に反して身に降りかかってくるもの」から、「いちばん大切なことを再認識し、心に深くとめる機会」へと変化するのです。

あなたもぜひ、いちばん大切な価値観を思い出すためのものを作ってみましょう。ブレスレットやキーホルダーに限らず、パソコンのモニターに付箋《ふせん》を貼り付けたり、携帯電話にステッカーを貼ったりするのもいい方法です。

ストレスを感じたらいつでも、あなたの大切な価値観を思い出し、それにしたがって、いま自分にはなにができるだろう、と考えてみましょう。

ストレスについて語り合うときの効果的な方法

ふたりの医師が向かい合って座っています。男性の医師が女性の医師に声をかけます。「患者さんが深い悲しみに向き合うときに寄り添った経験について、話してください」

それから男性の医師は黙って、臨床遺伝学者である女性医師の体験談に耳を傾けます。その女性医師が語ったのは、ある40代の女性に、彼女の16歳の息子がマルファン症候群であることを告知したときのことでした。マルファン症候群はまれな遺伝病で、骨の発育障害を起こす可能性があります。この疾患のある人は、四肢や手足の指が非常に長い傾向が見られます。また、心臓が弱くなります。

その女性の夫は、2年前にマルファン症候群による大動脈破裂によって亡くなっていました。そして今度は、医師はその女性に対して、彼女の息子にも、父親の死因につながったのと同じ遺伝子異常が認められることを、説明しなければならなかったのです。

女性医師が話を終えると、相手の医師がおだやかに質問をしました。

「そのときの経験が忘れがたいもの、意味深いものになったのはなぜでしょうか？」

続いてこう質問しました。

「そのとき、あなたは自分のどんな強みを引き出して、患者さんの苦しみに向き合いましたか？」


これはロチェスター大学医科歯科校で開発された、医療従事者の燃え尽き症候群（バーンアウト）を軽減するためのプログラムのひとこまです。このプログラムは、一次医療《プライマリーケア》の内科医マイケル・S・クラスナーと、家庭医学、精神科、腫瘍学の教授ロナルド・M・エプスタインによって開発されました。

彼らは、医療従事者には職務上のストレスを処理する必要性があることを認識していました。多くの医師たちは、ある意味で感情をシャットダウンして、患者の痛みや、苦しみや、死に向き合うように訓練されています。そうやって精神的に参らないように気をつけているうちに、医師たちは患者のことをモノや医療措置の一部のごとく見なすようになってしまう可能性があります。

最初のうちは、ストレスの緩和のためにはよい方法に思えるかもしれませんが、やがて大きな代償を払うことになります。医療介護従事者が仕事に意味を見出すには、苦しみを乗り越えようと必死にがんばっている患者に寄り添うことが、どれだけ重要な役割であるかを、しっかりと認識する必要があります。したがって、自分の身を守るために、患者たちの苦しみに巻き込まれないようにしていると、仕事に深い意味を見出すことができなくなるため、かえってバーンアウトのリスクが高まるのです。

これは医療従事者に限った問題ではなく、司法関係者、ソーシャルワーカー、教育者、子育て中の親たち、介護士、聖職者なども同じような問題で悩んでいます。これらの職務は非常に大変かもしれませんが、深い意味を見出せる仕事でもあります。けれども心理的なバリアを築いて、ストレスから身を守ろうとすると、目的意識や満足感を見出すことができなくなる可能性があるのです。

クラスナーとエプスタインは、医師たちのレジリエンスを強化するために、やや過激な方法を考案しました。

・どんなにつらいときでも、苦しんでいる患者にしっかりと寄り添うように、医師たちに指導する。

・苦しみに巻き込まれるのを避けようとせず、苦しみのなかにこそ意味を見出せることを受け入れる。
・もっとも重要なのは、仲間の医師たちとコミュニティを形成し、自分たちの仕事に意味を見出すための考え方を分かち合い、支え合うこと。

週に1回、2時間、少人数の医師たちが集まります。まずはみんなで、呼吸や体の感覚に意識を集中させるなどの、「マインドフルネス」のテクニックを練習します。多くの人の考えとは裏腹に、マインドフルネスというのは、リラックスしたり、その日のストレスを忘れたりすることではありません。マインドフルネスとは、自分のなかに湧き起こってくる考えや、感情や、感覚に注意を払い、受け入れることです。

もし悲しい気分だったら、そのせいで体にどんな感覚が起こっているかに注意してみましょう。そのときに、悲しい気持ちをふり払おうとしたり、無理に楽しいことを考えたりしないでください。体にストレス反応が表れていたほうが、心が開かれた状態でいられるからです。ふだんよりも感受性が豊かになり、周りの人や周囲の環境に対しても敏感になります。

そのように心が開かれた状態は役に立ついっぽうで、感情が押し寄せて圧倒されてしまう場合もあります。心が開かれた状態で誰かの苦しみを目の当たりにすると、多くの人は感情をシャットダウンしたい衝動に駆られます。それで気を紛らわしたり、距離を置いたり、お酒を飲んだりするのです。マインドフルネスのエクササイズは、自分の感覚や感情をシャットダウンしたりせずに、心が開かれた状態を保つための練習といえます。

マインドフルネスの練習のあとは、医師たちがストーリーを語ります。毎回テーマは異なり、たとえばある週は、死期の近い患者を看取ったときに心に深く残った瞬間について。つぎの週は、患者に対する認識が変わるきっかけとなり、強く印象に残っている患者とのふれあいについて。そのつぎの週は、仕事上の失敗と責任と許すことについて、などです。

体験談を語ること（ストーリーテリング）は、医療にたずさわるうえでの難しい課題について、じっくりと考える機会になるだけでなく、そこに意味を見出すことができます。

医師たちはまず数分間で、各自が紹介したい体験談を簡単に紙にまとめます。つぎに、ペアか小さなグループに分かれ、ひとりずつ体験談を語ります。

聞き手には、ふたつの役割があります。ひとつは、相手の話にじっくりと耳を傾けること。つまり相手の言葉を聞き、相手の思いを感じとり、相手が経験したことを理解することです。そして同時に、相手の話を聞いているうちに、自分がどのような影響を受けているかに注目します。たとえば、相手の話を聞いてどう思うか、自分ならどのように判断するか、どんな感情が湧いてきたか、ということです。

もうひとつの役割は、話し手がその経験に意味を見出せるように、手助けをすることです。そのために、聞き手は相手にアドバイスをせず、つぎのような質問をします。

「その経験が忘れがたいのはなぜですか？」

「そのときに、どんなことをしたのが役に立ちましたか？」

「自分自身について、どんなことを学びましたか？」

苦しみのなかに意味を見出す

こうしてグループで学んだ「傾聴《けいちょう》のスキル」は、ふだんの医療業務にも役立てるように推奨されます。診療を手短にすませたり、感情をシャットダウンしたりせずに、目の前の患者さんやご家族がなにを伝えようとしているのか、相手の言葉にしっかりと耳を傾け、思いを感じること。視線を合わせ、患者さんやご家族に全神経を集中させること。患者さんの経験に対する理解を深めるために、ときどき質問をする以外は、相手の話を遮《さえぎ》らないようにすること、などを心がけます。

お互いに体験談を語るエクササイズを行いながら、医師たちは、職務上のストレスを感じたときに、心のバリアを張らずに、心を開く練習をしているのです。

このプログラムの第1回の参加者である70名の一次医療の医師たちは、最初の2カ月間は週に1回、そのあとの10カ月間は月に1回集まって、エクササイズを行いました。するとプログラムの修了時には、参加者たちのバーンアウトの症状は著しく緩和されていました。

たとえば、仕事のせいで精神的に疲れ果てることが減り、朝起きたときに、「またきょうも仕事か」と思ってうんざりすることも減りました。以前よりも自分の仕事に満足感をおぼえるようになり、「医学の道に進んだのを後悔している」などと言わないようになりました。また医師たちはストレスを感じても、以前のように孤独だと思わないようになりました。

参加者のひとりはこう言いました。

「独りじゃない、仲間がいるんだと思うと、こんなふうに感じてもいいんだ、こんな経験をしてもおかしくないんだ、と思えるんです」

この医師たちのメンタルヘルスは劇的に改善しました。この介入プログラムのまえに、医師たちはうつ病と不安症のアンケート調査に回答しました。一般成人の平均では、男性の平均スコアは15、女性の平均スコアは20です。いっぽう、プログラム開始時の医師たちの男女平均スコアは33でした。

最初の8週間が終わった時点で、医師たちの平均スコアは15まで下がっていました。そして、1年間のプログラムの修了時には、平均スコアはなんと11にまで下がっていました

――医師たちは以前と同じストレスの多い仕事を続けながらも、精神的にきわめて健康になっていたのです。

さらに医師たちは、患者に対する思いやりが以前よりも深まったのを感じました。難しい症例にも憤りを感じたりせず、興味を持って取り組めるようになりました。苦しんでいる患者とともに時間を過ごすときも、打ちのめされたりせずに、感謝の念をおぼえるようになりました。

医師として働く以上は避けようのない苦しみに心を開いたことで、医師たちはふたたび苦しみのなかにも意味を見出せるようになりました。この方法は、わたしたちが一般的に考えているストレスマネジメントの方法とは異なります。医師たちはストレスを減らそうとするのではなく、受け入れたのです。苦しみにはストレスを感じると同時に、苦しみのなかにこそ深い意味を見出すことができるので、苦しみを感じないようにしたところで、問題は解決しません。それよりも、ストレスを感じることにしっかりと向き合って、そこに意味を見出すことができれば、ストレスの原因だったものが力に変わり、むしろ心のよりどころになります。

わたしが学生の自殺から学んだこと

このアプローチは、わたしがもっとも大きなやりがいを感じている、教師という職業にともなうストレスに対処するのにも役立ちました。あるできごとを抜きにしては語れません――その経験によって、わたしは長いこと悩んでいましたが、それが最終的には、教師としての自分を理解するうえで重要な役割を果たすことになったのです。

2006年、わたしはスタンフォード大学の授業科目「心理学入門」のコーディネートを担当することになりました。この授業は何百人もの学生が履修し、10名以上のティーチングアシスタント（TA）を使い、大学の多くの教員をゲスト講師に招くとあって、運営に手間がかかります。やがて最初の秋学期が無事に終わり、初めて担当したわりにはうまく行っているのではないかと、自分では思っていました。

ところが2007年1月、ある学生寮の教務主任から、わたしにメールが届きました。そのメールは、秋学期から「心理学入門」の授業を受け始め、成績評価が保留状態《インコンプリート》になっている男子学生が、冬休みのあいだに自殺したことを報告する内容でした。

死因は知らされませんでしたが、わたしはひどく落ち込みました。グーグルで学生の氏名を検索すると、ふたつの記事が見つかりました。ひとつめは、前年の夏のある地方紙の記事で、その学生が高校の卒業生総代を務め、将来の目標は医学の道に進むことだと伝えていました。ふたつめは、その学生が冬休み中に死亡したことを伝える記事でした。クリスマスの直前に、男子学生は実家のバスルームで頭からガソリンをかぶり、焼身自殺してしまったのです。自殺の原因は、おそらくスタンフォード大学に入学して最初の学期に、思っていたほどよい成績が取れなかったことを苦にしたせいではないかと、ネット上では憶測が飛び交っていました。

そのときわたしの頭に浮かんだのは、自分にもなにかできたのではないか、ということでした。本人とのやりとりを含め、その学生に関するメールをすべて探して読み返しました。が、数はそれほどありませんでした。彼は秋学期の終わりごろから休学しており、わたしは期末試験を自宅で受験する許可を与えました。しかし結局、彼は試験を受けませんでした。わたしは期末試験の採点と成績評価に追われ、フォローをしていませんでした。「心理学入門」の成績が「保留」になったせいで追い詰められたわけではないはずだ、と頭ではわかっていました。もしかしたら、うつ病などの心の病気を患っていたのかもしれません。けれども、原因は何であれ、学生が学業上の問題で悩んでいたのに、あまりにもぞんざいに扱ってしまったのではないか、と思わずにはいられませんでした。講義の準備を完璧にするために費やしたエネルギーを、もっと学生の面倒を見ることに使えばよかったのではないだろうか。もっとしっかり手を差し伸べて、「1年生のときに苦労する学生は多いけれど、そういう学生も優秀な成績で大学院に進学しているから大丈夫」と言ってあげることもできたはずなのに。ちゃんと声をかけていれば、期末試験だって受けたかもしれない。そうしたらこんなことにはならなかった？　そうかもしれない。わからない……。

スタンフォード大学は学生の自殺を公表しないため、わたしは信頼しているひとりの同僚と、その学生の世話をしていたTAの大学院生にしか、そのことは話しませんでした。しかしその話はしなくなっても、わたしには後悔の念がつきまとい――ひそかな罪悪感となって心に残りました。

それから何年もたって、同僚のひとりで親しく友人付き合いをするようになった人にこの話を打ち明けたとき、わたしはあのときの経験によって、自分の教師としての姿勢がどれだけ大きく変わったかに、はっきりと気づきました。

あの学生が亡くなって以来、わたしは悩んでいる学生たちのサポートに全力を尽くしてきました。たったいちど悪い成績を取っただけで、将来に影響が出るわけではないし、能力が足りないわけでもない――そのことを学生がちゃんと理解できるように手助けをするのが、自分の使命だと言い聞かせました（それで、数名の1年生には、わたしが以前、とくに目をかけていたスタンフォードの男子学生の話をしたのを覚えています。その学生の成績証明書はCマイナスだらけで、1年生と2年生のときの成績はさらにひどかったにもかかわらず、難関の医学部を専攻することができたのです。わたしが書いた推薦状も含め、その学生の推薦状はどれも、彼の粘り強い努力と成長を絶賛していました)。

わたしは学生と接するとき、いきなり成績や課題の話をしないで、まずひとりの人間としての姿を見つめようと心がけました。そして、わたしの授業にたずさわるTAたちにも、その方針をよくわかってもらえるように説明しました。そして授業の運営方針も、それにもとづいて進めることにしました。

先日、スタンフォード大学のコミュニティカレッジで、「教育に意義を見出すには」というテーマの教員ワークショップが開催されました。自分でも驚いたことに、わたしは例の体験談をみんなの前で話しました。自分の教員生活をふり返って、もっとも意義深い経験は何だろうと考えたとき、あのことがまっさきに思い浮かんだからです——できることなら過去を変えたい、あんなことが起こらないようにしたい、と思う気持ちは、いまも変わらないとしても。

前述のロチェスター大学による医師たちのためのプログラムが示しているのは、このような語り合いの時間を持つことの大切さです。ストレスについてどう語り合うかが、とても重要なのです。わたしたちがふだん職場や、家庭や、仲間うちで、ストレスについて話すときのようなやり方では、心身の健康にはほとんど役に立ちません。投げやりに愚痴をこぼしたり、ストレスのない生活ができたらどんなにいいだろうと夢想したり、大変なことに文句を言うだけで、そこからなにを学ぶべきかなど考えもしなかったり、あるいは苦しみを誰かに打ち明けて自分の弱さをさらすのが嫌で、ひとりでだまって苦しんだり。そういう方法ではダメなのです。

ストレスについての話し方に気をつけることが、「マインドセット・マインドフルネス」の練習にもなることに気づいたでしょうか。あなたがいま直面している問題、とくにあなたにとって大切な役割や人間関係に関する悩みごとを、誰かと心を開いて語り合うために、いつどんな場所でそのような機会を作れるか、考えてみましょう。

ストレスについて、大切な人たちとどんなふうに話し合うかはとても重要です。わたしたちは、ほかの人の目を通して、自分の持っている力に気づくことがあるからです。そう思って大切な人と話し合えば、相手もまたあなたのおかげで、自分のなかに潜んでいる力に気づくことができます。そして、いまこんなに大変な思いをしているのも、大事な目的があるからだ、と思い出すことができます。

ストレスを避けた代償

1週間をふり返ったとき、とくにストレスの多かった日のことを思い出して、「まったく、あの日はついてなかった」なんて思うことがあるかもしれません。あるいは、きょうがまさにそんな日だったら、もっとストレスのない一日を過ごせたらいいのに、と思うかもしれません。

けれどもたったの1週間ではなく、これまでの人生をふり返って、ストレスの多かった日をすべて取り除いたら理想の人生になるかというと、そうではないはずです。それどころか、あなたが成長するきっかけとなった経験や、もっとも誇りに思っているチャレンジや、あなたに大きな影響を与えた人間関係も、消え去ってしまうでしょう。生活からストレスがなくなったら、不快な思いをすることは減るかもしれませんが、同時に意味も見失ってしまいます。

にもかかわらず、ストレスのない生活に憧れるのは、けっしてめずらしいことではありません。ある意味では当然の願望とはいえ、ストレスのない生活を追い求めれば、大きな代償をともないます。

じつは、わたしたちがストレスの悪影響だと思っていることの多くは、ストレスを避けようとするせいで起こることなのです。心理学者たちは、ストレスを避けようとすると、充実感や、人生に対する満足度や、幸福感が、著しく低下してしまうことを突きとめました。またストレスを避けていると、孤立してしまう可能性があります。日本の同志社大学が学生を対象に行った研究では、ストレスを避けようとしていると、「つながり」や「帰属」の意識が薄れていくことがわかりました。

さらに、ストレスを避けようとしていると、心身の疲労困憊につながる可能性があります。たとえばスイスのチューリッヒ大学の研究では、まず学生たちの目標に関するアンケート調査を行い、その後1カ月間のようすを調べました。期末試験期間と冬休みという、1年のなかでもとくにストレスの多い時期が過ぎたあとで、学生たちのようすを調べてみると、集中力や、体力や、自制心の低下がもっとも著しかったのは、「ストレスを避けたい」という願望がもっとも強かった学生たちでした。

また、アメリカ合衆国退役軍人省が、カリフォルニア州パロアルトで実施した大規模な実験では、1000名以上もの成人を10年にわたって追跡調査しました。はじめに参加者たちは、「ストレスにどのように対処していますか?」と質問されました。それに対し、「ストレスはできるだけ避ける」と答えた人たちは、その後の10年間でうつ病になった確率が高いことがわかりました。また、職場や家庭での争いごとも増え、失業や離婚などのつらい経験をした確率が高かったこともわかりました。

心理学では、これを「ストレス生成の悪循環」と呼んでいます。ストレスを避けようとしたことが皮肉な結果を招くのです。つまり心の支えを失っていくいっぽうで、ストレスの元はかえって増えていきます。ストレスがたまるにつれ、あなたはますます追い詰められて孤立していき、ストレスを感じる状況をことごとく避けたり、自己破壊的な気晴らしに走ってつらい気持ちをごまかしたりするなど、回避的な対処方法に頼るようになります。

そうやって必死にストレスを避けようとするほど、ますます悪循環に陥ってしまうことに気づくでしょう。心理学者のリチャード・ライアン、ヴェロニカ・フータ、エドワード・L・ディシが、論文集『幸福の探求（*The Exploration of Happiness*）』（未邦訳）所収の論文で述べているとおり、「ひたすら快楽のみを求め、痛みを避けようとする人には、深みや意味に欠けた、仲間のいない人生しか手に入らない」のです。

ストレスを見直すエクササイズ

代償を認識する

ストレスを避けるのはいっけん合理的な方法に思えても、必ずと言っていいほど、しっぺ返しを食らいます。ストレスを受け入れる利点のひとつは、目標に向かってがんばる力を見出し、困難であっても意味のある経験を乗り越えられることです。つぎのエクササイズは、生きていくうえでストレスを避けようとすれば代償をともなうことを認識するのに役立ちます。

つぎの3つの質問のうち、あなたの経験に当てはまりそうなものを選び、少し時間を取って、自分なりに答えを書いてみましょう。

1．機会を逃《のが》す

イベントや活動に参加する機会や、役割を引き受ける機会があっても、ストレスが多すぎると思って辞退したり、とちゅうでやめたりしたことがありますか？

・その結果、あなたの生活は向上しましたか？　それとも活動範囲が狭まってしまったでしょうか。

・せっかくの機会を逃したことで、どのような代償を払いましたか？

2．逃げる

生活のストレスについて考え、さまざまな感情が湧いてくるのを避けたり、

忘れたりしたいときや、つらい気持ちを紛らわせたいとき、あなたはどんなことをしますか？　あるいはどんなものや手段に頼りますか？

・ストレスから逃げる方法は、あなたが時間やエネルギーをうまく使い、よい生き方をするために役立っていますか？　深い意味を見出したり、成長したりするために、役立っていますか？

・自己破壊的な方法で、問題から逃げていませんか？

3．自分の将来に限界を設ける

もし生活にストレスが生じるのを恐れさえしなければ、やってみたいことや、経験してみたいことや、受け入れたいことや、変えたいことがありますか？

・もしそれに挑戦したら、あなたの生活はどのように向上するでしょうか？

・もし挑戦せずに諦めたら、あなたはどんな代償を払うでしょうか？

第3章のまとめ

心理学者のアリア・クラムは、ホテルの客室係たちに、自分たちの日常業務はいい運動になっていることを自覚させました。そしていまクラムは、ストレスについての人びとの考え方を変えさせようとしています。そんな彼女が、自分の研究について説明するときに紹介する、大学院生時代の体験談があります。

ある夜、クラムはイェール大学の地下にある心理学部の研究室で、ひとり遅くまで居残っていました。自分の研究プロジェクトがうまく行くか、最後までやり通せるかどうか不安で、自信が持てず、悶々と悩んでいました。

すると、誰かがドアをノックする音がしました。心理学部のＩＴ担当の男性がドアを開け、なかを覗きました。クラムがなにか言おうとすると、その人がそっとつぶやきました。

「エベレストの中腹は、今夜も寒くて真っ暗だ」

そう言って、彼はドアを閉め、行ってしまいました。

２週間後、目が冴えたままベッドで横になっていると、ふとクラムの頭に、あのときの男性の言葉がよみがえってきました。

「エベレストに登ったら、きっとすごく寒いだろうな。夜になったら真っ暗闇で、くたくたに疲れ切って眠るのかな」クラムは想像しました。

「きっと体もすごくつらいだろうな。でも、それを承知でやるのよね。だって天下のエベレストに登ろうっていうんだから」

当時のクラムにとっては、博士論文を完成させることこそ、彼女の「エベレスト山」でした。うまく行くかどうか、自信はありませんでした。しかし、ときには寒くて真っ暗な夜をじっと耐えなければならないとしても、この挑戦には重要な意味がありました。

誰にでも「エベレスト山」があります。自分で決めたことであれ、あなたの意思とは関係なく巻き込まれたことであれ、あなたは重要な旅路の道半《なか》ばにいます。

エベレストのローツェ・フェイス（高さ1125メートルの氷壁）を、「こんなの楽勝」なんて言いながらハシゴで登る人がいるでしょうか？　エベレストの「デス・ゾーン」（標高8000メートル地帯）で初めて夜を過ごす登山家が、「何でおれがこんなつらい目に？」なんて思うでしょうか？　登山家は、自分が強いストレスにさらされている理由をよく承知しています。それには個人的に重要な意味があります。なぜなら、自分で選んだ道だからです。

自分がなぜストレスの多い状況に置かれているのか、その理由を忘れてしまうと、わたしたちは自分のことをストレスの犠牲者だと思うようになります。

でも、「エベレストの中腹は、今夜も寒くて真っ暗だ」と思えば、ストレスの矛盾《パラドクス》を思い出すことができます。人生でもっとも重要な試練のときには、何度か真っ暗な夜が訪れるのです。

ストレスを避けようとすることの最大の問題点は、そのうちに自分自身や人生に対する見方が変わってしまうことです。生活のなかでストレスを感じることが、なにもかも問題だと思うようになります。

仕事にストレスを感じれば、「こんな仕事、やってられるか」と考えます。結婚生活にストレスを感じれば、「こんな夫婦関係は変だ、どうかしている」と考えます。子育てにストレスを感じれば、「自分の育て方がまちがっているにちがいない（あるいは、うちの子はどこかおかしいにちがいない）」と考えます。習慣を変えようと努力することにストレスを感じれば、「やっぱり無理な目標だったのだ」と考えます。

さらに、生活のストレスはできるだけ少ないほうがいいと考えていると、ストレスをたくさん感じるのは自分がダメだからにちがいない、と思うようになります。自分がもっと強かったら、もっと頭がよかったら、もっとまともだったら、こんなにストレスを感じなくてすむのに、と思ってしまうのです。「ストレスは害になる」と思っていると、うつ病のリスクが高まる理由も、これである程度は説明がつきます。このような考え方をしていると、精神的に打ちのめされ、希望を失ってしまうのです。

「ストレス」と「意義」には切っても切れないつながりがあることを、しっかりと認識すれば、「自分の人生はうまく行っていない」「こんなに大変なことは、自分にはとても乗り越えられない」などと、悩まなくてもすむようになります。

ストレスを感じることすべてに目的や意味があるわけではないとしても、あなたの人生という大きな枠組みのなかでは、「ストレス」と「意義」は密接な関わりを持っています。そういう視点で見てみれば、人生にストレスが多いことに変わりはなくても、人生がもっと意義深いものに見えてくるでしょう。

Part 1 をふり返る

少し時間を取って、
以下の質問に対する答えを考えてみましょう。
それについて、
ぜひ誰かと話し合ってみてください。

1

本書を読み始めたときとくらべて、
ストレスに対するあなたの理解は変わりましたか？

2

「ストレスを受け入れる」という考えについて、
心に引っかかっている疑問や懸念はありますか？

3

Part 1に出てきたアイデアや、研究や
ストーリーのなかで、
あなたが個人的にもっとも関連性を感じ、
自分の生活でも試してみたいと思ったのは
どれでしょうか？

Part 2
ストレスを力に変える

「ストレスに強くなる」とはどういうことか？

1975年、シカゴ大学の心理学者サルバトール・R・マッディは、イリノイ・ベル電話会社で従業員のストレスによる長期的な影響に関する研究を開始しました。従業員たちに見られる変化を長期にわたって観察・記録するという単純な研究になる予定でした。

ところが1981年、ベル電話会社は大きな変化に見舞われました。電気通信規制緩和法が連邦議会で可決されたため、業界全体が混乱に陥ったのです。その後1年以内に、ベル電話会社は全従業員の半数を解雇しました。残された従業員たちは、いつどうなるかわからない不安のなか、職務変更を余儀なくされ、仕事量は増えるいっぽうでした。マッディは当時のようすをこう語っています。

「あるマネージャーの話では、1年間で上司が10回も変わり、上司も自分たちも、なにをどうすればいいのかわからなかったそうです」

従業員のなかには、プレッシャーに耐えきれず疲れ果て、健康状態を悪化させ、うつ病になってしまった人たちも出てきました。いっぽうで、新しい目的意識を見出し、健康を維持しながら、へこたれずにがんばった人たちもいました。

マッディは何年間も従業員たちの状態を調査してきたため、心理テストの結果や、性格分析の資料や、面談時のメモや、その他の個人情報など、従業員に関する大量のデータを持っていました。そこでマッディと同僚たちは、各従業員のデータから浮かび上がってくる特徴を洗い出し、それが各従業員のストレスへの反応のしかたとどのような関連性があるかを探ることにしました。

ストレスに負けずにがんばった従業員たちには、いくつかの際立った特徴が見られました。まず、ストレスについての考え方がちがいました。彼らはストレスを日常生活の一部とみなし、あらゆる点において快適で安全な暮らしなどあるはずもないし、望みもしないという考えでした。むしろ、ストレスは成長するためのチャンスだと思っていました。

逆境に置かれても、自分がストレスを感じていることは認識したうえで、それが即、最悪の事態につながるような絶望的な状況だとは考えませんでした。そして困難なときこそ、諦めたり孤立したりせずに、人生にしっかりと向き合う必要があると信じていました。

最後に、彼らはいつどんな状況になっても、自分自身で選択を行わなければならないと信じていました——状況を変えるための選択か、もしそれが無理ならば、状況に対する自分の向き合い方を変えるための選択です。

このような心構えの人びとは、ストレスがあっても積極的に行動を起こし、周りの人たちとのつながりを持とうとしました。周囲に敵意を抱いたり、自己防衛的になったりする傾向はほとんど見られませんでした。そして自分の体と心と精神の健康に注意し、しっかりとケアしていました。そうすることで、人生の試練に直面したときに自分の支えとなる力を蓄えていたのです。

マッディはこれらの態度や対処方法を「心の頑健さ《ハーディネス》」と呼び、「ストレスによって成長する勇気」と定義しています。

ベル電話会社の従業員を対象に行った研究以来、「ハーディネス」の効用は、軍隊の駐留や、移民、貧困生活、がんの闘病、自閉症児の子育てなど、さまざまな状況において役立っていることが報告されており、司法、医療、テクノロジー、教育、スポーツなどの分野で働く人びとにも有用であることが確認されています。

サルバトール・マッディが、ベル電話会社の従業員に関する調査研究報告で「ハーディネス」という言葉を使って以来、心理学者たちはストレスに対する強さを示す表現として、「やり抜く力《グリット》」「学習性楽観主義」「心的外傷後成長」「転換と持続」「成長思考」など、さまざまな用語を生み出してきました。また、そのような態度を身につける方法についても、多くのことがわかってきました。

けれどもわたしはやはり、レジリエンスを説明する言葉としては、マッディがストレスに強くなるとはどういうことかを定義した、「ストレスによって成長する勇気」という言葉がいちばん好きです。

この言葉は、生活のストレスを必ずしも自分でコントロールできなくても、ストレスにどう向き合うかは自分で選ぶことができる、ということを思い出させてくれます。また、ストレスを受け入れるのは勇気ある行為であり、つらいことから逃げずに、苦しみのなかにも意義を見出そうとする努力が必要であることもわかります。

それこそが、ストレスに強くなるということです。逆境に置かれても平然としているとか、大変なことがあっても動じない、ということではないのです。**ストレスに強くなるというのは、ストレスを感じたときに、「勇気」や「人とのつながり」や「成長」という人間ならではの底力を、自分のなかに呼び覚ますことです。**

企業でがむしゃらに働いている幹部たちであれ、戦争で破壊された地域の人びとであれ、人びとのレジリエンスに注目すると、同じテーマが浮かび上がってきます。ストレスに強い人たちは、ストレスを経験したときに思い切って自分を変化させます。自分に対する基本的な信頼感を失うことなく、自分よりも大きな存在とのつながりを心のなかに持っています。そして、苦しみのなかにも意義を見つけ出します。**「ストレスに強くなる」というのは、ストレスを避けることではなく、ストレスを経験するなかで自分自身を積極的に変えていくことなのです。**

Ｐａｒｔ２は、ストレスに対する強さを身につけるのに役立ちます。引き続きストレスのよい面に目を向け、状況にしっかりと向き合い、周りの人とのつながりを強め、成長していくために、ストレスがどのように役立つかを示す科学的な証拠も見ていきます。

しかしさらに重要なのは、「ストレスに強くなる方法」です。ストレスによって生じるエネルギーを利用する方法や、ストレスを触媒にして思いやりを深める方法、きわめて困難な状況でもプラスの面を見つける方法などを探っていきます。

そのような方法を身につければ、あなたにとってストレスはもはや避けるべきものではなく、うまく利用すべきものに変わります。

第4章

向き合う

――不安は困難に対処するのに役立つ

あなたが、従業員が何百人もいる組織で働いているとしましょう。もうすぐ全体会議でプレゼンテーションを行うことになっています。会場にはCEOや役員も勢ぞろいする予定です。今週はずっとこのプレゼンのことを考えて、緊張と不安でいっぱいでした。いまはもう心臓がドキドキして、手には汗をかき、口のなかはカラカラです。

こんなときは、どうすればよいのでしょうか？　落ち着いたほうがいいのか、それとも気合いを入れたほうがいいのでしょうか？

ハーバード・ビジネス・スクール教授のアリソン・ウッド・ブルックスが、数百名の人びとにこの質問をしたところ、答えはほとんど同じでした。91％の人が、いちばんよいのは心を落ち着かせることだと答えたのです。
ストレスのかかる状況で緊張しているとき、あなたも「落ち着いてやらないと失敗するよ」と自分に言い聞かせたり、誰かにアドバイスをしたりしたことがあるかもしれません。ほとんどの人はそう信じています。でも、本当にそうなのでしょうか？　プレッシャーのなかでも実力を発揮するには、心を落ち着かせるのがいちばんの方法なのでしょうか？　それとも、不安を受け入れたほうがうまく行くのでしょうか？

そこで、ブルックスは実験を行って確かめることにしました。スピーチを控えた数名の参加者に対し、リラックスして心を落ち着かせるために、「わたしは落ち着いている」と心のなかで言うように指示をしました。いっぽう、ほかの数名の参加者に対しては、不安な気持ちを受け入れ、「わたしはワクワクしている」と心のなかで言うように指示をしました。

その結果、どちらの方法でも不安は消えなかったことがわかりました。どちらのグループの参加者も、スピーチ前の緊張は解けなかったのです。しかし、「わたしはワクワクしている」と自分に言い聞かせた人たちは、プレッシャーにうまく対処できそうな気がしました。不安は消えなくても、プレゼンをうまくやれる自信が湧いてきたのです。

自信が湧いたのはいいとして、実際にプレゼンはうまく行ったのでしょうか？　答えは、イエスです。プレゼンを聴いていた人たちは、ワクワクしているスピーカー（話し手）のほうが、落ち着こうとしているスピーカーよりも、説得力が高く、自信にあふれ、有能に見えると評価しました。このように考え方をちょっと変えただけで、不安がエネルギーに変わり、プレッシャーのなかでも見事なプレゼンができたのです。

抵抗をやめればストレスはパワーの源になる

ほとんどの人は、プレッシャーのかかる状態ではリラックスするのがいちばんいい、と思っています。しかしこの章では、本当はその逆であり、なぜそうなのかという理由を解き明かします。人生でもっとも重要な試験を控えた学生も、選手生活でもっとも苛酷な競争に挑むアスリートも、ストレスを前向きにとらえることで、自信が強まり、パフォーマンスが向上します。

また、不安を受け入れると、困難にうまく対処できるようになり、体の反応までもが、典型的な「恐怖反応」から「勇気を生み出す反応」へと変化することも見ていきます。さらに、「脅威」を「チャンス」に変える方法や、「麻痺状態」から「行動」へと切り替える方法も詳しく見ていきます。なにをすべきか、どうすべきかもわからず、うまく対処できる自信などないときでも、ストレスを受け入れれば、諦めずにがんばる力が湧いてきます。

この章は、あなたがストレスに打ちのめされたり、無力感に襲われたりしたときのための解毒剤です。あなたがストレスに抵抗するのをやめれば、ストレスはあなたのパワーの源になります。そのための具体的な方法をこれからご紹介しましょう。

プレッシャー下では「リラックス」より「ストレス」が役に立つ

ロチェスター大学の心理学教授、ジェレミー・ジェイミソンは、コルビー大学（メイン州の小規模な教養大学）の学生だったころ、アメリカンフットボールの選手でした。彼は選手生活のなかで、ふと興味を持ったことがありました。チームメイトたちは試合前のストレス状態を、「気合いが入っている」とか「ワクワクしている」と表現していました。わざとアドレナリンを増やして、パフォーマンスを向上させようとしていたのです。

学生たちは試験前にも、ある意味では同じような興奮状態になります。ところがチームメイトたちは、アメフトの試合前とは打って変わって、「緊張する」とか「不安だ」とか「プレッシャーでつらい」などと言っていました。

同じことなのに、なぜだろう？　ジェイミソンは不思議に思いました。チームメイトたちはどちらの場合もストレスを感じて、「がんばらなければ」と思っていました。しかしなぜ、フィールドでのストレスはプラスになると思っているのに、試験前のストレスはマイナスになると思ってしまうのでしょうか？

ジェイミソンは大学院へ進学して研究を行うようになっても、そのことに興味を持ち続けていました。そして、人びとがパフォーマンス前の緊張を恐れるのは、ストレスに対するネガティブな思い込みのせいなのではないか、と考えるようになりました。

「わたしたちは、ストレスは害になるという情報に翻弄されているんです」とジェイミソンは語っています。

「ストレスは害になる」と思い込むと、実際には多くの場合、ストレス反応がわたしたちの役に立っている事実を見過ごしてしまいます。落ち着いたほうがうまく行きそうなときでも、じつは気合いを入れたほうが、プレッシャーに負けずに実力を発揮できるのです。

たとえば中学校、高校、大学で実験を行ったところ、テスト中にアドレナリンの量が急増した学生たちのほうが、落ち着いてテストを受けた学生たちよりも、成績がよかったことがわかりました。またアメリカ陸軍特殊部隊でも、レンジャー部隊でも、アメリカ海兵隊でも、尋問中にストレスホルモンのコルチゾールの分泌量がもっとも多かった兵士たちは、敵に有用な情報を洩らす確率が低いことがわかりました。さらに連邦警察官の場合、人質交渉の訓練中に心拍数の増加がもっとも大きかった警察官たちは、人質を誤射する確率が低いことがわかりました。

多くの人は、適量のアドレナリンはパフォーマンスの向上に役立っても、過剰になると失敗すると思っていますが、科学的な証拠を見れば、むしろ逆であることがわかります。

プレッシャーのなかで実力を発揮するには、リラックスしているよりも、ストレスを感じていたほうがいいのです。

「ストレスは害になる」と思い込んでいると、実際には効果があるにもかかわらず、ストレスをうまく利用できないのではないか、とジェイミソンは考えました。だとしたら、「ストレスの効果」についての人びとの考え方を変えることができれば、プレッシャーのなかでもストレスをうまく利用して、実力を発揮できるようになるのではないだろうか？

不安な人ほどテストの点数が高くなる

ジェイミソンはその理論を検証するために、まずは大学院進学適性試験（ＧＲＥ）を控えた大学生を対象に実験を行いました。学生たちが教室に集められ、数学の模擬テストが実施されました。ストレス反応の基準値を測定するため、テスト前には学生たちの唾液のサンプルが回収されました。

ジェイミソンは学生たちに、この実験の目的は、体の生理的なストレス反応が、パフォーマンスにどれくらい影響するかを調べることだと説明しました。そして、テスト前に緊張するのはよいことだと思えるように、つぎのようなメッセージで半数の学生たちを励ましました（これがマインドセット介入です）。

多くの人は共通テストを受けるとき、不安になったら失敗してしまうと思っています。ところが最近の研究によって、ストレスを感じるとテストの結果が悪くなるどころか、むしろよくなることがわかっています。試験中に不安を感じている人のほうが、成績がよいくらいです。ですから、きょうの試験中にもし不安な気持ちになっても、心配する必要はありません。もし不安になっているのに気づいたら、「ストレスのおかげでうまく行きそうだ」と思えばいいのです。

ジェイミソンは、このメッセージによって、学生たちの成績が大きく向上するのではないか、と期待していました。はたして、結果は期待どおりでした。介入のメッセージで励まされたグループの学生たちは、対照群（メッセージで励まされなかったグループ）の学生たちよりも、テストで高得点を獲得しました。

ここで重要なのは、テストの点数の差は、もともとの数学の学力の差だと考えられる理由が、ひとつもなかったことです。学生たちは、介入を受けるグループと、受けないグループに、無作為に分けられました。大学進学適性試験（ＳＡＴ）や成績平均点（ＧＰＡ）のスコアを比較しても、両グループのあいだに差はありませんでした。ところが、励ましのメッセージによって不安を受け入れた学生たちは、そのおかげで最高の実力を出せたようでした。

けれども、励ましのメッセージをもらった学生たちのほうがテストの点数が高かった理由については、もうひとつの可能性も考えられました。「不安を感じても心配しなくていい」というジェイミソンのメッセージは、学生たちに大きな安心感を与えたはずです。学生たちはそのおかげで、ストレスをうまく利用できたというより、心が落ち着いてリラックスしていたのだとしたら？

その可能性を検証するため、ジェイミソンは模擬テストのあとに2回目の唾液サンプルを学生たちから回収しました。もし介入によって、学生たちの心が落ち着いたのだとすれば、唾液中のストレスホルモンの数値は、テスト前よりも低くなっているはずです。しかしそうではなく、学生たちが介入によって緊張状態をうまく利用できたのだとすれば、唾液中のストレスホルモンの数値は、テスト前と同じか、むしろ高くなっているはずです。

たしかに、証拠は唾液中にありました。励ましのメッセージをもらった学生たちの唾液中では、ストレスによる交感神経活性の指標であるαアミラーゼが、テスト前よりも減っているどころか増えていました。つまり励ましのメッセージには、学生たちの体内の反応を穏やかにする作用はなかったのです。それどころか、ストレス反応はさらに強くなっていました。

しかしなによりも興味深いのは、「ストレスホルモンの量」と「テストの点数」の関連性でした。「体に強いストレス反応が表れた人ほど、テストの点数が高いという傾向」は、介入のメッセージをもらった学生たちにのみ該当したのです。

介入のメッセージをもらった学生たちは、ストレスをうまく利用することができ、高い点数を獲得しました。ところが対照群（介入のメッセージをもらわなかったグループ）の学生たちの場合には、「ストレスホルモンの量」と「テストの点数」とのあいだに関連性は認められませんでした。この場合、ストレス反応が役に立ったのか、妨げとなったのかはわかりませんでした。

マインドセット介入が体の状態にもたらした変化は、テストの高得点というかたちで表れました。つまり「ストレスは役に立つ」と考えたおかげで、そのような効果が生まれたのです。

その後の3カ月間、学生たちは本番のGREを受けて、ジェイミソンの研究室に試験結果を送付しました。さらに、試験中の気分をたずねるアンケート調査にも回答しました。本番の試験ともなれば、模擬テストなど比較にならないほど重要です。プレッシャーが最高潮に達したら、いったいどうなるのでしょうか？

介入実験からすでに3カ月もたっていましたが、励ましのメッセージを受けたグループの学生たちは、対照群の学生たちとは試験中のようすが大きく異なっていました。介入を受けた学生たちも、試験中は少なからず不安がありましたが、不安を感じてもあまり心配にはなりませんでした。「自分ならちゃんとやれる」という自信を持ち、「不安なほうがかえって実力を発揮できるはずだ」と信じていました。

もっとも重要なことは、介入を受けた学生たちは、対照群の学生たちにくらべて、今回もはるかに成績がよかったことです。それどころか、今回のほうが模擬テストのときよりも、両グループの成績の差はさらに大きくなっていました。

このような研究結果については、一考に値します。GREの本番の3カ月も前に、模擬テストの直前に与えられた短いメッセージが、その後の学生たちの進路を左右するほどの影響をもたらしたのです。それこそまさに、マインドセット介入実験のすごいところです。成功すれば、1回限りのプラセボ効果が生まれるだけではありません。効果は持続するのです。

ジェイミソンはわざわざ本番の試験当日に学生たちのまえに現れて、「不安を受け入れるんだよ」と思い出させてやったわけではありません。その必要もありませんでした。彼が学生たちに伝えたメッセージは、真実で役に立つものであり、学生たちはいつのまにか、それをしっかりと身につけていたのです。

不安は興奮のしるし

さらに、不安をポジティブにとらえると、仕事がきつくてもバーンアウトしないようになります。ドイツのヤーコプス大学ブレーメン校の研究者たちは、中堅の教員と医師を対象に1年間の追跡調査を行い、不安に対してどう向き合うかによって、職場での健康状態にどのような影響が表れるかを調べました。

まず1年の調査期間のはじめに、教員たちと医師たちは、不安についての考え方をたずねる質問に回答しました。

「不安は役に立つものであり、不安があったほうが、エネルギーややる気が湧いてくると思いますか？　それとも、不安は悪いものだと思いますか？」

そして1年後に結果を調べたところ、「不安は役に立つ」と答えた人たちの場合は、バーンアウトに陥ったり、挫折したり、疲れ切ったりした人が少ないことがわかりました。そして、ポジティブな考え方のもたらす効果がもっとも顕著に表れたのは、やはり、もっとも不安の大きかった人たちでした。たとえ大きな不安を抱えていても、「不安は役に立つ」と考えたおかげで、バーンアウトせずにすんだのです。

その研究の結論は、「ストレスや不安は、やりがいのある仕事には付きものだ」と思って受け入れられるようになると、ストレスや不安はエネルギーをすり減らす原因になるどころか、むしろエネルギーの源になる、ということでした。

あなたは不安についてどう考えていますか？　エネルギーをすり減らし、消耗させるものだと思いますか？　それともエネルギーの源だと思いますか？

緊張してしまうのは、自分がプレッシャーにうまく対処できていないしるしだと思いますか？　それとも、脳と体が力を出そうとして、がんばっているしるしだと思いますか？

不安を感じても、それは興奮や、エネルギーや、やる気の表れだと思うことで、あなたは自分の実力を最大限に発揮することができます。

ストレスを力に変えるエクササイズ

不安を興奮に変える

ずいぶん単純だと思うかもしれませんが、わたしが教えている多くの学生たちも、不安を感じたときには**「興奮しているしるしだ」**と自分に言い聞かせれば、効果てきめんだと言っています。

受講生のマリエッラは、最近、念願がかなってヨガのインストラクターになったのですが、ひどい不安を感じて困っていました。担当するレッスンの直前になると、毎回、体じゅうにストレス反応の症状が表れました。マリエッラはそれを「不安」のせいだと思い込み、ずっと悩んでいました。

「頭が真っ白になって教えられなくなったらどうしよう、と思うと心配でたまらなくなるんです」当時のことを思い出しながら、マリエッラが言いました。

「いちどはレッスンの5分前にドタキャンして、休講にしてしまったこともありました。パニック発作を起こしそうで、怖かったんです」

しかしマリエッラは、不安になったときに体に表れる症状について、考え方を変えようと決心しました。

「いまでもまだ不安になりますが、そんなときは自分に向かってこう言うんです。大丈夫、これはいいことだから。わたしがうまくやれるように、体が助けてくれているんだから、って」

授業前に不安や緊張を感じるのは興奮しているしるしだ、と思うようにしたことで、マリエッラは興奮から生まれるエネルギーを、レッスンに向けられるようになりました。「緊張をどうにかしなければ」とあせるのはやめて、生徒たちに意識を集中できるようになったせいで、ヨガを教えるのが以前よりもずっと楽しくなりました。いまでもレッスンの前には相変わらず緊張しますが、パニックに陥って教えられなくなるのを恐れて、キャンセルするようなことはなくなりました。

あなたも会議や、スピーチや、コンテストや、試験など、大事なイベントの前に不安になってしまったら、不安と興奮は紙一重だということを思い出しましょう。

ニューオーリンズ大学による実験では、ベテランと初心者のスカイダイバーたちに心拍数モニターを装着させ、スカイダイビングを行いました。初めてダイビングに挑戦する初心者よりも、ベテランのほうが心拍数は当然低いだろうと思いきや、結果は意外なものでした。初心者よりもむしろベテランのほうが、ダイビング前とダイビング中の心拍数が高かったのです。ダイビング前に心拍数が上昇すればするほど、「興奮・喜び反応」は大きくなっていました。

あなたもここ一番というときに実力を発揮したければ、無理に落ち着こうとしてあせらないことです。それよりも、「緊張したっていいんだ、興奮しているしるしだから。心臓もスタンバイしてるんだ」と自分に言い聞かせましょう。

不安を避けるとますます不安になる

恐怖症、パニック発作、社交不安、ＰＴＳＤなど、あらゆる不安障害は「不安と回避の悪循環」をまねく可能性があります。不安を避けることをなによりも優先し、最悪の場合は、少しでも不安を感じることをことごとく避けて生活するようになります。そうすれば安心できるだろうと思ってのことですが、多くの場合はかえって逆効果です。不安の原因を避けていると、かえって恐怖感が強まり、先のことがますます不安でたまらなくなってしまうのです。

じつはわたしにも、「不安と回避の悪循環」を乗り越えた経験があります。空を飛ぶのが怖くて、生まれてからずっと飛行機に乗れなかったのです。最初は、年に2回の大切な家族行事のために、飛行機に乗ろうと決心しました。しかし、やがて恐怖心がだんだん強くなり、空を飛ぶことを考えただけで、パニック発作を起こしそうになりました。フライトはまだ何カ月も先なのに、それまでずっと、飛行機に乗っている3時間のことを想像して、ひどい恐怖に苛《さいな》まれ続けるなんてたまりません。それで結局、飛行機に乗るのはやめることにしました。飛行機に乗らなくてすむと思えば、恐怖から解放されるにちがいないと思ったのです。

　それから数年がたち、「飛行機には乗らない」というわたしの決心は、まるで自分を閉じ込める牢獄のように思えてきました。飛行機でなければ行けない遠い街を旅している夢を見ても、目が覚めたとたん、「ああ、わたしには行けないんだ」と思って、情けない気持ちでいっぱいになりました。それにもし万が一、家族の身になにかあったとき、飛行機に乗れなかったらどうしようと思うと、心配でたまらなくなりました。

　そして最悪だったのは、恐怖にとらわれている感覚がちっとも消えなかったことです。わたしは相変わらず恐怖にとらわれていました。こんどは、自分が飛行機に乗れないせいで起こりうる悲惨な事態を考えて、恐ろしくなってしまったのです。

　結局、飛行機に乗ろうが乗るまいが、恐怖の代償は払うことになるのだと、わたしは思い知りました。飛行機に乗るのを避けていても、残念ながら、不安は消えてくれませんでした。それでとうとう、わたしは恐怖におののきながらも覚悟を決め、どんなに怖くても飛行機に乗ることにしました。まずは、短距離のフライトから挑戦しました。飛行機に乗っているあいだじゅう、生きた心地がしませんでしたが、自分をほめてやりたくなりました。出席したかった会議やイベントにも出られるようになり、祖母の葬儀をはじめ、出席できなかったらどうしようと恐れていた行事にも、参列することができました。

　それでようやく、怖いことを避けていれば不安にならなくてすむはず、などと幻想を抱いているよりも、飛行機に乗ることで意義のある経験をできるほうがいい、と思えるようになったのです。

いまではもう飛行機に乗るのが大好きになりました――と言いたいところですが、いまでも大嫌いです。でも、以前にくらべたらずいぶんましになりました。それどころか、いまでは出張や家族に会うために、1カ月に何度も飛行機に乗っています。北米じゅうはもとより、アジアやヨーロッパにも行けるようになりました。いまでも飛行機に乗るたびに不安ですが、自分に感謝したい気持ちになります。

「脅威反応」を「チャレンジ反応」に変える

これまで見てきたとおり、ストレスの新しい科学でもっとも重要な考え方のひとつは、わたしたちの体で起こるストレス反応は何種類もあるということです。運動競技や人前でのスピーチや試験など、プレッシャーのかかる状況で実力を発揮すべきときには、体に力が湧き、集中力が高まり、行動を起こす勇気が出る反応、すなわち「チャレンジ反応」が起こるのが理想的です。「チャレンジ反応」が起こると、やる気が湧いて問題に正面から取り組もうとし、心身の能力を発揮して成功を目指します。

ところがプレッシャーのせいでストレスを感じると、「闘争・逃走反応」が起こる場合があります。これは非常時に表れる本能で、ストレスが悪者にされたのはこの反応のせいです。プレッシャーのかかる状況で実力を発揮すべきときに「闘争・逃走反応」が起こった場合、心理学ではそれを「脅威反応」と呼びます。成功を目指す「チャレンジ反応」とはちがって、「脅威反応」は危険から身を守ることを優先します。

それでは、「チャレンジ反応」と「脅威反応」には、どのようなちがいがあるのか、そして、なぜ適切なストレス反応が起こるとプレッシャーのかかる状況でも実力を発揮できるのかを、考えてみましょう。さらに、脅威を感じたときでも「チャレンジ反応」をうまく利用するにはどうすればよいか、科学的な知見をふまえて考察します。

まず、このふたつのストレスの反応には生理学的にいくつかの重要なちがいがあり、短期的にはその場のパフォーマンスに影響するのはもちろんのこと、長期的にはストレスが健康に及ぼす影響にも関係してきます。なかでも最大のちがいは、ストレスが心臓血管系に及ぼす影響に関連があります。「脅威反応」も「チャレンジ反応」も、あなたが行動を起こす準備を整えるという点では同じです――心臓の鼓動が速くなるので、あなたも気づくでしょう。

しかし、「脅威反応」のときには、体は物理的な危害を予期しています。迫りくる激しい闘いによる出血を最小限にとどめるため、体じゅうの血管が収縮します。また、体はどんどん炎症を起こし、免疫細胞を活性化させて、早く回復できるように準備します。

それとは対照的に、「チャレンジ反応」のときには、体にはまるで運動をしているときのような反応が起こります。危害を予期していないため体はリラックスし、血流量は最大となり、大きな力を出せるように準備します。「脅威反応」の場合とちがって、血管は収縮せずに開いたままで、心臓の鼓動も力強くなります――スピードが速くなるだけでなく、強力になるのです。心臓が収縮するたびに、大量の血液を送り出します。ですから、「チャレンジ反応」が起きたときのほうが、「脅威反応」が起きたときよりも力が出ます。

このような心臓血管の変化は、ストレスが健康に及ぼす長期的な影響にも関係してきます。心臓血管疾患のリスクの増大と関連性があるストレス反応は、「脅威反応」のほうで、「チャレンジ反応」ではありません。「脅威反応」による炎症の増加や血圧の上昇は、非常時に短期的には役に立ちますが、慢性になると老化や病気を促進します。いっぽう、「チャレンジ反応」のときには、心臓血管にはそのような変化は見られず、体はもっと健康な状態です。

実際に、「脅威反応」よりも「チャレンジ反応」が起きやすい人は、老化が緩やかで、心臓血管や脳の健康状態が優れている傾向が見られます。中高年以上の男性で、ストレスを感じたときに「チャレンジ反応」を起こす人たちは、「脅威反応」を起こす人たちよりも、メタボリック症候群と診断される確率が低いことがわかっています。

さらに、アメリカでもっとも長期間、最大規模で実施された疫学研究「フラミンガム心臓研究」では、「チャレンジ反応」を起こしやすい人たちは、生涯にわたって脳の容積が大きかったことがわかっています。つまり、年を取っても脳の萎縮があまり見られなかったのです。

体にどんなストレス反応が起きるかによって、プレッシャーのかかる状況で、あなたがどれだけ実力を発揮できるかも変わってきます。「脅威反応」が起きたときは、恐怖や、怒りや、自信のなさや、屈辱感に襲われます。このときの最大の目標は身を守ることなので、なにかまずいことが起こりはしないか、わずかな兆候も見逃すまいとして目を光らせます。そうやって悪いことが起こるのではないかと神経を研ぎ澄ませているせいで、よけいに恐怖を感じ、自信がなくなるという悪循環が生まれる可能性があります。

それに対し、「チャレンジ反応」が起きたときは、多少の不安は感じても、あなたは興奮し、力が湧き、やる気や自信にあふれます。このときの最大の目標は、身の危険を避けることではなく、自分の望みを追求することです。周囲に意識を向け、自分の置かれた状況にしっかりと向き合い、持てる力をうまく生かそうとします。

いちかばちかの状況で起こる「脅威反応」と「チャレンジ反応」に関して、科学者たちは数多くの研究を重ねてきましたが、プレッシャーのかかる状況で実力を発揮できるのは、きまって「チャレンジ反応」が起こった場合であることが、実験によって明らかになっています。

たとえば、ビジネスで交渉を行うときに「チャレンジ反応」が起これば、相手側に伝えるべき情報と控えるべき情報を効果的に判断し、賢明な意思決定をすることができます。また「チャレンジ反応」が起こると、学生たちは試験の得点が高くなり、アスリートたちは競技で優れたパフォーマンスを見せることができます。外科医の場合は集中力が高まり、手術で高いスキルを発揮できます。パイロットの場合、フライトシミュレーションでエンジントラブルに遭遇しても、航空機のデータを的確に判断し、より安全な着陸を行うことができます。

「チャレンジ反応」が役に立つ状況は、ほかにもいくらでもあります。

重要なことは、どの実験においても実力を発揮することができたのは、**ストレス反応が起こらなかった場合ではなく、ストレス反応のひとつである「チャレンジ反応」が起きた場合だった、**ということです。このことは軽視できない重要なちがいであり、しっかりと認識する必要があります。ストレス反応はすべて成功を妨げると思ってしまうと、とにかくストレスを減らそうとして、かえって最高の実力を発揮できなくなってしまうからです。

ストレスを感じたときにどのストレス反応が起こるかによって、その経験からなにを学べるかも変わってきます。「脅威反応」が起きると、脳は脅威に対して敏感になります。脅威を敏感に察知することで、また同じようなストレスを感じたときに、すばやく反応できるようにするためです。「脅威反応」が起きたあとの脳では、脅威を察知する脳の領域と、生き残るための対処行動をつかさどる領域との連携を強化するために、神経回路のつなぎ換えが行われます。

これに対し、ストレスを感じたときに「チャレンジ反応」が起きた場合は、脳はレジリエンスを学びます。それは、DHEAや神経成長因子などのレジリエンスを強化するホルモンが分泌されるせいでもあります。「チャレンジ反応」が起きたあとの脳では、ストレス時に恐怖を抑制し、やる気を高める働きを持つ、前頭前皮質の領域間の連携を強化するために、神経回路のつなぎ換えが行われます。このようにして、「チャレンジ反応」が起きた場合は、ストレスを経験したことによって、ストレス免疫ができる可能性が高くなります。

自分の強みを認識する

あなたが実力を発揮したいとき、そして危険な状況にない場合には、「チャレンジ反応」ほど役に立つストレス反応はありません。「チャレンジ反応」が起これば、力が湧き、実力をフルに発揮して、経験から多くを学ぶだけでなく、体にも健康的です。このように「チャレンジ反応」は理想的ですが、プレッシャーのかかる状況で実力を発揮すべきときには、「脅威反応」が起きてしまう場合が多いのです。

やがて、プレッシャーを感じたときにどのストレス反応が起こるかを決定づける最大の要素は、「プレッシャーに対処できる自信を持てるかどうか」であることが、研究によって明らかになりました。人はストレスの多い状況に直面すると、その状況と自分の力量を天秤にかけます。どの程度の難しさだろう？　わたしには必要なスキルや、強さや、勇気があるだろうか？　誰か頼りにできる人はいるだろうか？

このように「必要なもの」と「自分が持っているもの」を天秤にかける作業は、無意識のうちにも頭の片隅で必ず行っています。その状況で必要なものと、自分が持っている力や手段を天秤にかけて、一瞬のうちに自分の対処能力を評価しているのです。

その評価こそ、どのストレス反応が起こるかを決定するカギとなります。自分の手には負えない状況だと思った場合は、「脅威反応」が起こります。しかし、自分の力で対処できると思えば、「チャレンジ反応」が起こるのです。

多くの研究が示しているとおり、自分の持っている力や手段をしっかりと意識すると、「チャレンジ反応」が起こりやすくなります。そのために**もっとも効果的な方法は、自分**

の個人的な強みを認識することです。たとえば、挑戦に向けて自分がどれだけ準備を重ねてきたかを考えたり、過去に同じような問題を乗り越えた経験を思い出したり、自分を支えてくれる大切な人たちや、自分のために祈っていてくれる人たちのことを考えたりします。そうすると考え方がすばやく転換し、脅威がチャレンジに変わるのです。

ですから、あなたもプレッシャーのかかる状況で実力を発揮したいと思ったら、ぜひこの方法を試してみるとよいでしょう。

けれども、ロチェスター大学のストレス研究者、ジェレミー・ジェイミソンが気づいたように、人びとはストレスを感じたときに必ず利用できるはずのものを、忘れてしまいがちです。すなわち、自分の体に起こるストレス反応です。ストレス反応は悪いもので、実力を発揮する妨げになると思っていると、ストレス反応は厄介で克服すべきものとしか思えません。

いっぽうジェイミソンは、当然ながら、ストレス反応が果たす役割についてまったくちがった見解を持っています。ストレス反応は妨げになるどころか、実力を発揮するために利用すべき手段である、という考え方です。もし実験の参加者たちを説得して、そう考えさせることができたら、参加者たちは実力をフルに発揮できるだけでなく、体に表れるストレス反応も「脅威反応」から「チャレンジ反応」へと変化するのではないだろうか——ジェイミソンはそう考えました。

そこでジェイミソンは、参加者を危険な目に遭わせることなく「脅威反応」を引き起こすための実験を行おうと考えました。そのために採用したのが「トリーア社会的ストレステスト（TSST）」という、人間心理学研究でもっとも悪名高く、かつ効果的なストレス誘発テストです。

もっとも悪名高く効果的なテスト

実験助手の案内で研究室に通されたあなたは、テーブルの向こう側に座った男性と女性に紹介されます。助手の説明によれば、そのふたりはコミュニケーションと行動分析の専門家です。これからあなたが自分の強みと弱みについて語る即興のスピーチを、その2名の専門家が審査します。スピーチの内容だけでなく、ボディーランゲージや声や立ち居振る舞いなど、非言語行動も審査の対象となります。

「とにかくよい印象を与えるのが重要です」助手が最後にそうつけ加えます。「では、がんばってください」

スピーチの準備時間はたったの3分しかなく、メモを取ることすら許されないので、あなたは少しあせってきます。部屋の真ん中にはマイクスタンドが置いてあります。やがて、助手があなたに、マイクの前に立ってスピーチを始めるように指示します。さらに助手はビデオカメラをあなたに向け、録画を始めます。

あなたはにこりと笑って審査員たちにあいさつをします。彼らは会釈を返しますが、顔は笑っていません。

「では、始めてください」審査員のひとりが言いました。

あなたはときどきつかえながらもスピーチを行いますが、審査員たちの冷淡な反応が気になります。男性の審査員は眉をひそめ、腕組みをしてあなたをにらんでいます。女性の審査員はがっかりしたように頭を振り、ノートになにか書いています。そこで、あなたはスピーチにもっと熱意をこめ、審査員たちと視線を合わせようとがんばります。しかし、女性の審査員は時計を見てため息をつきました。男性の審査員があきれ顔をしたのは、気のせいでしょうか？

これは「トリーア社会的ストレステスト（たんに「社会的ストレステスト」と呼ぶ場合もある）」の最初のひと幕です。1990年代のはじめにドイツのトリーア大学で開発されたこのテストは、年齢や性別にかかわらず、人間にストレスを与える心理学の実験のなかで、もっとも信頼性が高い方法として広く用いられてきました。参加者には知らされませんが、じつは審査員たちは専門家などではありません。参加者にプレッシャーを与えるために雇われたスタッフです。審査員スタッフは実験の担当者によって徹底的に訓練され、参加者にできるかぎり不快な思いをさせます。参加者のスピーチがどれほど上手だったとしても、ちっともうまく行っていないと思わせるのです。

その方法はいたって単純で、参加者は入室するなり、専門家の審査員たちの前で即興のスピーチをするように指示されます。スピーチが得意な人は少ないでしょうから、たいていの人はそれだけで不安になります。審査員たちに紹介されても、彼らはにこりともしません。そしていざスピーチが始まると、審査員たちは、参加者の気持ちを挫《くじ》けさせるような仕草やそぶりを見せ始めます。審査員スタッフが訓練時に受けるおもな指示はつぎのとおりです。

・相手を無表情で見つめる。
・頭を振る、眉をひそめる、ため息をつく、あきれた顔をする、腕組みをする、イライラと足踏みをする、しかめ面をするなど、否定的なそぶりを示す。
・メモを取るふりをする。
・ほほえんだり、うなずいたりするなど、同意や励ましのそぶりは見せない。

またニセの専門家たちは、ほかにもさまざまな手を使って、参加者を苦しめようとします。途中で何度も「全然ダメですね」などと言って、スピーチの邪魔をする審査員もいます。ある女性の研究者から聞いた話では、彼女は審査員たちに、参加者のスピーチの途中で大きなため息をついて、「はい、もう結構です」と言うように指示しているといいます。

わたしも物は試しと思って、この「社会的ストレステスト」を体験しました。こちらは準備万端のつもりでした。テスト中にいつどんなことをするのか、百も承知だったからです。テスト前に審査員たちに紹介され、「さぞかしすごいストレスを感じる実験になるでしょうね」などと言って笑い合ったほどでした。

ところが実際にやってみたところ、思いがけずスピーチはひどい出来でした。人前で話すのが仕事のわたしでさえ、そんなありさまだったのです。

「社会的ストレステスト」の後半は、時間制限のある暗算テストで、参加者には頭の回転の速さを測定する方法だと伝えます。参加者はできるだけ速く暗算を行い、答えを言います。即興のスピーチに否定的なフィードバックを与えるという前半の実験と同様に、後半の暗算テストも、参加者に大きなストレスを与えるように仕組まれています。ある研究では、人が「これから暗算をしなければならない」と思うと、肉体的苦痛に関連する脳の領域が活性化することがわかっています。

審査員たちは、暗算テストで参加者にできるだけみじめな思いを味わわせるように、あの手この手で苦しめます。参加者がどんなに速く暗算をこなしても、審査員たちは「ダメ、遅すぎます」とけなします。もしひとつでも答えをまちがえたら、テストは最初からやり直し。快調に飛ばしている人には、さらに難しい課題を与えて失敗するまでやらせます。

このようにして、参加者は徹底的にストレスの多い体験をさせられます。プレッシャーのなかで実力を出さなければならず、相手の否定的なそぶりや言動にまごつきながらも、どうにか意思の疎通を図らねばなりません。しかも多くの人がもっとも苦手とする、スピーチと暗算をしながらです。参加者の体内でストレスホルモンのコルチゾールの数値が、実験前の4倍に跳ね上がったのも当然でしょう。

この強烈な「社会的ストレステスト」こそ、ジェレミー・ジェイミソンがつぎなるマインドセット介入実験として用意したものでした。ストレスについての参加者の考え方を変えれば、この実験心理学で最悪のストレス誘発テストに対する反応すらも、変えることができるでしょうか？　ジェイミソンが今回もとくに興味を持っていたのは、ストレスについての考え方が変われば、「脅威反応」が「チャレンジ反応」に変化するのか、ということでした。

「妨げ」から「手段」へ

この研究のために、ジェイミソンはハーバード大学の関係者から参加者を募集し、さらにボストン地区にビラを配布したり、地域コミュニティサイトに投稿したりして、男女の参加者を広く募集しました。応募した人たちは、順番にハーバード大学へ呼ばれ、心理学の実験に参加することになりました。いったいどんな実験なのか、詳しいことはなにも聞かされていません。

研究室にやってきた参加者たちは、男女の別なく無作為に3つのグループのどれかに振り分けられます。1番目のグループの人たちは、マインドセット介入を受けます。ジェイミソンはつぎのような説明を行いました。

「体にストレス反応が起こるのは、状況に対処するのに必要なエネルギーを結集するためです。たとえば、心臓がドキドキしているのを感じたら、それは心臓があなたの体と脳にたくさんの酸素を送り込もうとして、がんばっているしるしです」

さらに、ジェイミソンは科学論文からの引用を紹介し、人びとが一般的にストレス反応はいかに悪いものだと誤解しているかを示す例をいくつも挙げました。

介入の最終段階は、考え方を変えるための提案です。ずばり、ジェイミソンは参加者たちにこう言いました。

「不安やストレスを感じたら、体のストレス反応はかえって役に立つことを思い出してください」

2番目のグループの人たちには、まったくちがうことを言いました。「緊張を和らげて実力を発揮するには、ストレスを感じても無視するのがいちばんいい」と言ったのです。

ジェイミソンはスライドの資料や論文の引用を使って、このポイントを力説しました——ただし、それらの論文はにせもので、アドバイスもでたらめです。このグループは対照群であり、このグループに与えた指示が役に立たないことは、ジェイミソンも承知のうえです。

3番目のグループの人たちには、ストレステストの前にテレビゲームで遊んでストレスを発散させるようにと指示しました。ストレスについての考え方に関しては、なにも指示をしませんでした。

各参加者は3つのグループのうちのどれか（①介入を受ける　②ストレスを無視する　③テレビゲームをする）に振り分けられたあとで、例の「社会的ストレステスト」を受けました。そしてジェイミソンは、ストレス反応は役に立つと考えること（＝①介入）によって、「脅威反応」は「チャレンジ反応」に変わるはずだと予想していました。

ではここで、実験の結果わかったことを整理しましょう。「社会的ストレステスト」を実施したところ、②のストレスを無視するように指示された人たちと、③のテレビゲームをするように指示された人たちのあいだには、テストの結果にちがいは見られませんでした。

つまり、興味深い効果はすべて、①のマインドセット介入を受けた人たちにのみ表れたのです。これらの参加者は、ストレスについての考え方が変わったことによって、体のストレス反応が「脅威反応」から「チャレンジ反応」へとことごとく変化しました。ストレス反応は役に立つと考えたことが引き金となって、さまざまな変化が表れたのです。

マインドセット介入を受けた参加者たちにとっても、スピーチが難しいことに変わりはなく、とてもストレスを感じたと述べました。しかし、①の参加者たちは、②と③の対照群の参加者たちよりも、自信を持って難しい課題に挑戦することができたのです。

さらに、①の介入を受けた参加者たちには、ストレステストを受けたときに典型的な「チャレンジ反応」が起こりました。彼らの心臓は鼓動するたびに大量の血液を送り出し、「脅威反応」のときに見られるような血管の収縮は起こりませんでした。彼らの唾液には、ストレス覚醒を示す生体指標であるαアミラーゼが多く含まれていました。つまり、彼らは強いストレスを感じていたのですが、それが役に立っていたのです。それに対して、②と③の対照群の人たちには、典型的な「脅威反応」が表れていました。

各参加者のスピーチは録画されていました。実験後、ジェイミソンはそれらのビデオ映像の分析を専門のスタッフに委託しました。分析者たちは、各参加者のボディーランゲージや姿勢や感情表現に注目し、スピーチの全体的な出来ばえも採点しました。採点に偏見が生じないよう、分析者たちには、どの参加者が介入を受けたかは知らされていませんでした。

しかし、採点結果を見ると、実験前に介入を受けた参加者たちは、介入を受けていない参加者たちよりも自信にあふれ、全体的な出来ばえも高い評価を受けていました。彼らは審査員のあきれ顔にもめげることなく、相手と何度も視線を合わせました。また、ボディーランゲージもおおらかで自信にあふれ、何度も笑顔を見せました。

いっぽう、そわそわしたり、顔を触ったり、うつむいたりすることはほとんどなく、恥ずかしそうなようすや、不安そうなようすはありませんでした。また、マインドセット介入を受けた人たちには、「緊張してしまってすみません」と謝るなど、必要以上にへりくだった発言はほとんど見られませんでした。そして彼らのほうが断然、スピーチが上手でした。

ジェイミソンはさらにもう一歩踏み込んで、社会的ストレステストによる疲労からの回復に、マインドセット介入がどれくらい役立っているかを調べました。暗算テストが終わって審査員が退室すると、参加者たちは、コンピューターで集中力を測定する視覚テストを受けました。参加者たちがテストに集中しようとがんばっているそばで、研究者たちは参加者の注意をそらすために、「恐怖」「危険」「失敗」といった単語をつぶやきました。

そんな邪魔をされても、介入を受けた参加者たちはほとんど気を散らすこともなく、視覚テストでも高得点を獲得しました。彼らは社会的ストレステストできわめて苛酷なストレスを経験したにもかかわらず、その疲労をつぎのテストに持ち越さなかったのです。

ではここでひと呼吸入れて、マインドセット介入の効果をひととおり振り返ってみましょう。まず参加者たちは介入によって、ストレスに対処するために自分が持っている力や手段をしっかりと意識することができました。それによって、参加者たちの心臓血管に見られる反応は活発な勢いを保ったまま、「脅威反応」から「チャレンジ反応」へと変化しました。

「社会的ストレステスト」のあとの視覚テストでも、介入を受けた人たちは、「恐怖」や「失敗」などの言葉で邪魔をされても、集中力が散漫になりませんでした。

このような変化を促進したのは、いったい何だったのでしょうか？　ストレス反応についての考え方が変わったこと——それだけです。新しい考え方のおかげで、体に起こるストレス反応は「妨げ」ではなく、実力を発揮するための「手段」だと思えるようになりました。それで、「こんなの無理」などと思わずに「絶対にできる」と思って、挑戦することができたのです。

このように考え方が変わったことで、長いあいだにはどれほどの影響が表れるか、想像してみましょう。「脅威反応」と「チャレンジ反応」のどちらが慢性的に繰り返されるかによって生じるちがいは、たんにスピーチがうまくできるか、試験に集中できるかといった単純な問題にとどまりません。人生でさまざまなストレスを経験するたびに、打ちのめされてしまうか、それとも「絶対にできる」と思えるか。50歳で心臓発作を起こすか、90歳を過ぎても元気でいられるか——そんな大きなちがいにつながる可能性もあります。

ストレスを力に変えるエクササイズ

「体が助けてくれる」と考える

ストレス反応は役に立つ手段だと考えれば、体に起こる生理的な変化を「恐怖」の状態から「勇気」の状態へと変えることができます。そうやって**「脅威」が「チャレンジ」に変わると、プレッシャーのなかでも実力をフルに発揮することができます。**

ストレスを感じたときに、とても役に立つようには思えなくても——たとえば不安を感じたときなどはそうですが——あえてストレスを受け入れることで、ストレスはあなたにとって役に立つものに変わります。力や自信が湧いてきて、積極的に行動を起こせるようになるのです。

ストレスのサインを感じたら、いつでもこの方法を試してみましょう。心臓がドキドキして、呼吸が速くなっているのに気づいたら、それは体があなたにエネルギーを与えようとしているしるしだと思ってください。体が緊張しているのに気づいたら、ストレス反応のおかげでかえって力が湧いてくることを思い出しましょう。手に汗をかいているのに気づいたら、初めてのデートを思い出してください――手に汗をかくのは、自分の求めているものがそばにあるからです。緊張や不安で落ち着かないのは、あなたにとって大切な意味があるというしるしです。

消化管には、あなたの思考や感情に反応する神経細胞が無数に集まっています。緊張や不安で落ち着かない気持ちになるのは、あなたの直感が「これは大切なことだ」とささやいているせいです。なぜいまこの瞬間があなたにとって大切なのか、あらためて考えてみましょう。

ストレスによってどんな感覚が生じても、それを無理に打ち消そうとしてあせらないこと。それよりも、ストレスのせいで湧いてくるエネルギーや、強さや、やる気をうまく利用して、いま自分がやるべきことに集中しましょう。体はありったけの力や手段を利用できるように準備して、あなたが目の前の困難にうまく対処できるように応援しています。

深呼吸をして心を落ち着かせるのではなく、深呼吸をしてエネルギーが体じゅうにみなぎっているのを感じましょう。そのエネルギーを利用して行動するために、自分に問いかけましょう。

「目標にふさわしい行動を取るために、いまこの瞬間、わたしはなにをすればいいだろう？　どんな選択ができるだろうか？」

第４章のまとめ

体のストレス反応を受け入れることがどれほど大きな力をもたらすか、それを如実に物語る驚くべきストーリーを、ある女性がメールで伝えてくれました。

ある日のこと、その人は家の裏手のポーチに座って、「ストレスと上手につきあう方法」というわたしのTEDプレゼンテーションの動画を観ていました。動画では、ちょうどわたしが「ストレス反応が起こると、力や勇気が湧いてくる」と説明をするくだりが流れていました。そして、たとえば「心臓がドキドキするのは、体が困難に対処しようとしているしるし」だという例を挙げました。

その瞬間、となりの家から怒鳴り声が聞こえ、女性はハッとしました。父親が子どもを虐待しているのです。こういうことがあったのは、初めてではありませんでした。以前にも何度か気づいたのですが、そのたびに金縛りにあったように動けなくなりました。じつは、その女性も子どものころに虐待を受けていたことがあり、となりの家の虐待に気づいた瞬間、自分がむかし虐待されていたときの感覚がよみがえってしまったのです。となりの子のために必死に祈りましたが、体がすくんで身動きができませんでした。

しかしいま、彼女の胸には、TEDのプレゼンで聞いたばかりのメッセージが、強く残っていました。**「わたしの体が行動する力を与えてくれるはず」**そう自分に言い聞かせました。そしてついに、彼女は警察に通報しました。勇気をふりしぼって自分を奮い立たせ、思いきって外部の助けを求めたのです。すぐに警察官らが駆けつけて彼女の話を聞き、子どもを保護するため隣家へ立ち入りました。

こうして彼女はか弱い子どもを救っただけでなく、恐怖と麻痺の悪循環を断ち切る力を発揮することができました。そして、さらに一歩前進して、その体験をわたしに話してくれました。いまでは、ほかの人たちとも分かち合っているそうです——彼女の行動によって、多くの人びとが刺激や勇気をもらっています。

しかし、いつもそのようにうまく行くものでしょうか？　そうとは限りません。けれども、このようなストーリーが重要なのは、自分にとって必要な力はすでに自分のなかにあることを、思い出させてくれるからです。ストレスについての考え方を変え、勇気を出して自分を信じれば、自分のなかに潜んでいる力を生かすことができます。

さきほどの女性が、ストレス反応についての考え方を変えたからといって、虐待された過去は変わりません。そのときの恐怖が消えてなくなったわけでもありません。しかし、恐怖による麻痺状態を抜け出し、勇気ある行動に出ることができたのです。

「体に起こるストレス反応は、いざというときに役立つ」と思うのが効果的なのは、「自分にはできる」という自信が生まれるからです。そのような自信を持つことは、通常のストレスに対処するうえでも重要ですが、とくに苛酷なストレスを受けている場合には、きわめて重要です。「自分には人生の困難な問題に対処できる力がある」という自信を持っているかどうかで、希望を持てるか、絶望するか、粘り強くがんばれるか、挫折してしまうかが、決まってしまうからです。

試験に対する不安、離婚問題、がん治療の化学療法など、どんな問題で悩んでいるとしても、自信を持てるかどうかは、体に起こるストレス反応をどう受けとめるかで決まってしまうことが、研究によって明らかになっています。

ストレスを受け入れることは、勇気をふりしぼって自分の力を信じる行為です。自分には能力があり、いざというときは体が助けてくれると考えること。これはとても重要なことです。恐怖やストレスや不安を感じなくなったら、やりたいことができるはずだという考え方はまちがいです。ストレスのせいでやりたいことを諦めたり、自分はダメだと思い込んだりする必要などないのです。

ストレスについての考え方を変えることは、あくまでも変化を起こすためのものであり、治療法ではありません。したがって、苦しみがすっかり消え去ったり、問題がなくなったりするわけではありません。けれども、あなたが積極的にストレス反応の受けとめ方を変えれば、自分の持っている力に気づき、勇気を出すことができるでしょう。

第5章 つながる

――いたわりがレジリエンスを生む

1990年代の終わりごろ、カリフォルニア大学ロサンゼルス校（UCLA）のふたりの心理学研究者が、こんな話をしていました。同じ研究所の仲間たちのようすを見ていると、どうも女性と男性ではストレスへの対処のしかたがちがうようだというのです。ストレスを感じると、男性は自分の研究室に閉じこもってしまいますが、女性はミーティングにクッキーを持参して、みんなでコーヒーを飲みながら絆を強めます。「闘争・逃走反応なんて、お呼びじゃないって感じよね」と、ふたりはジョークを言って笑い合いました。女性たちはむしろ、思いやりと絆を強めようとしているようでした。

ふたりの研究者のうちのひとり、博士研究員のローラ・コウシーニョ・クラインの頭には、さっきのジョークがその後もずっと引っかかっていました。心理学の研究では、「ストレスは攻撃性につながる」という結果が出ていましたが、クラインは自分の経験上、そうは思えませんでした。周りの女性たちを見ても、やはり当てはまるとは思えません。ストレスでつらいとき、女性たちは自分の悩みを誰かに打ち明けたい、家族や友人と一緒にすごしたい、つらいときこそ周りの人たちをいたわりたい、と思っているようでした。ひょっとしたら科学の研究は、ストレスのひとつの重要な側面を見落としてきたのではないだろうか——そんな疑念がクラインの頭に浮かびました。

そこで、クラインは研究事例を詳しく調査しました。すると驚いたことに、それまでに発表された研究事例の90％は、人間・動物ともに、雄性を対象に行われていたことがわかったのです。クラインが研究所の所長シェリー・テイラーにその話をしたところ、やはりテイラーにも腑に落ちるところがありました。

さっそくテイラーは、研究所をあげてストレスの持つ社会的な側面を研究するように、とくに女性を対象とした研究を進めるように、と指示しました。やがて人間・動物の両方の研究を調査した結果、ストレスには、いたわりや、協力や、思いやりを強める作用がある証拠が発見されました。

ストレスを感じると、女性たちは思いやりを深めようとし、子どもや家族やパートナーや仲間など、周りの人をいたわります。さらに相手の話に耳を傾け、ともに時間をすごし、精神的に支えるなどして、積極的に絆を強めようとすることがわかりました。

　このように「思いやり・絆」理論は、ストレスに対する女性特有の反応として研究が始まりましたが、まもなく男性も研究対象に追加されました（男性の科学者たちが「ちょっと待ってよ、ぼくらだって思いやりと絆を大事にしてるよ！」と異議を唱えたせいもあるかもしれません）。

「人はストレスを感じると自己防衛に走る」というのが、科学者のあいだでは定説になっていましたが、テイラーの研究グループは、ほかの研究グループとともに、ストレスの作用はそれだけではないことを証明していきました。わたしたちがストレスを感じると、仲間を守ろうとする本能が表れます。その本能の表れ方は、男性と女性では異なる場合もありますが、男女ともに持っています。男性も女性もストレスを感じているときは、仲間を強く信頼し、寛大になり、自分のためを思うよりも仲間を守ろうとします。

　先日、わたしが授業でこの「思いやり・絆反応」について説明をしたところ、女性の受講生がさっと手を挙げて発言しました。

「この理論はもっと分析が必要だと思います。わたしはビジネス界で何十年もやってきましたが、わたしの経験とはまるっきり正反対ですから」

　どういう経験かもう少し詳しく話してください、とわたしは言いました。

「ストレスのある状態では、みんなもっと利己的になります」彼女はきっぱりと答えました。「他人を押しのけてでも、自分の身を守ろうとするんです」

「思いやり・絆反応」について初めて聞いた人が、このような反応を示すのはよくあることです。それに、その受講生もあながちまちがっていたわけではありません――そういう種類のストレス反応もあるからです。ストレスを感じたとき、わたしたちはいつもやさしい気持ちになれるわけではなく、怒りが湧いてきて、自分の身を守るだけで必死になってしまうこともあります。「闘争・逃走反応」が起こると、わたしたちは攻撃的になったり、あるいは逃げ腰になったりします。

ここで重要なのは、「思いやり・絆」理論は、「ストレスを感じたら必ずいたわりの気持ちが生まれる」と言っているのではないということです。そうではなく、「ストレスによっていたわりの気持ちが生まれることも多い」と言っているのです。さらに言えるのは、「社会的なつながり」を求める気持ちは、「闘争」や「逃走」と同じくらい強烈なサバイバル本能だということです。

これまで見てきたとおり、ストレスについてのあなたの考え方しだいで、体に表れるストレス反応は大きく変わってきます。これから本書では、「〝自分よりも大きな目標〟に取り組む」「周りの人を支える」「ストレスや苦しみは人間なら誰でも経験するものだと考える」など、思いやりと絆を強めるマインドセットを育む方法を紹介します。

さらに、人とのつながりを求める強い欲求は、ストレスに対する自然な反応であるとともに、レジリエンスの源であることを説明します。周りの人をいたわるとき、わたしたちの体の生理状態には変化が起こり、希望や勇気の感情を生み出す脳のシステムが活性化します。

また周りの人を助けることも、慢性のストレスや心的外傷性ストレスによる害から身を守ります。

それではまず、「思いやり・絆反応」がどのようにあなたの助けになるか、そして、周りの人とのつながりを求めると、なぜストレスに強くなれるのかを見ていきましょう。

他者をいたわると「恐怖」が弱まり「希望」が強まる

進化論的な観点から見れば、何種類もあるストレス反応のひとつとして「思いやり・絆反応」が備わっているのは、なによりも確実に子孫を守るためです。子グマたちを敵から守ろうとしているハイイログマの母親や、炎上する車体から息子の体を引っぱって助け出そうとしている人間の父親の姿を想像してみてください。こんなときにもっとも重要なのは、わが身の危険もかえりみずに子どもの命を守ろうとする強い意志です。

愛する者を守るために勇気を出すには、危険を避けようとする基本的なサバイバル本能を、「思いやり・絆反応」によって抑え込む必要があります。いざとなったらひるまずに、「絶対に何とかしてみせる」という強い自信を持って、行動を起こさなければなりません。自分の手には負えないなどと思ってしまったら、諦めるしかありません。恐怖で身動きができなくなったら、愛する者は命を落とします。

要するに、「思いやり・絆反応」というのは、恐怖を弱め、希望を強めるための生物学的状態のことです。どうしてそのようなことが可能なのかを理解するには、「思いやり・絆反応」が脳にどのような影響を与えるかに注目するのがいちばんです。

これまでに見てきたように、ストレスを感じると、向社会性を活性化させる神経ホルモンのオキシトシンが大量に分泌されます。しかし、それはあくまでも「思いやり・絆反応」の一部にすぎません。「思いやり・絆反応」は、脳の3つのシステムを活性化します。

・**社会的いたわりシステム**

オキシトシンによって調整される。このシステムが活性化すると、思いやりが強まり、人とのつながりを求め、相手を信頼する気持ちが強まる。また絆を強めたくなり、親しい人のそばにいたくなる。さらに、このシステムは脳の恐怖中枢の働きを抑え、勇気を強める。

・**報酬システム**（報酬系）

神経伝達物質ドーパミンを分泌する。このシステムが活性化すると、やる気が強まる
いっぽうで恐怖が弱まる。ストレス反応が起こったときにドーパミンが大量に分泌されると、重要なことをやりとげる自信を持つことができる。さらに、ドーパミンは体の行動を促進し、プレッシャーのせいで動けなくなるのを防ぐ働きがある。

・調律システム

神経伝達物質セロトニンによって作動する。このシステムが活性化すると、知覚や直感や自制心が強くなる。そのため、なにをすべきかを瞬時に理解し、最大限の効果をもたらす行動が取れるようになる。

言い換えれば、「思いやり・絆反応」が起こると、あなたは思いやりが強まり、勇気が湧き、頭の回転が速くなるのです。勇気と希望が湧いて、思い切って行動に出ることができます。さらに状況認識力が高まるため、賢明に対処できるようになります。

さて、ここからが面白くなってきます。「思いやり・絆反応」は子孫を守るために発達したものですが、体がこの状態になれば、どんな状況でも勇気を出すことができるのです。

そして――ここがもっとも重要なことですが――**あなたが周りの人を助けようと決心するとき、体はいつでもこの状態になります**。

誰かをいたわろうとすると、体は勇気が出る状態になり、希望が生まれるのです。

つらいことを避けていると行動できなくなる

UCLAの神経科学者らによる研究は、周りの人をいたわることによって、脳のスイッチが「恐怖」から「希望」へ切り替わることをはっきりと証明しています。

実験の参加者たちは、家族か恋人と一緒に脳画像計測施設にやって来るように指示されました。施設に到着した参加者たちは、この実験の目的は、「ひとが他者の痛みにどう反応するか」を調べることだと説明を受けました。参加者は、これから目の前で、家族や恋人がちょっとした痛さの電気ショックを何度も受けるようすを見守らなければなりません。どれくらい痛いのかを知っておくために、参加者たちも事前に電気ショックを一度だけ体験しました。

そのうえで実験に協力することに同意した場合は、途中で邪魔をすることはできません。しかし、家族や恋人が痛い思いをするのを見守ることしかできないもどかしさをどうにかするため、参加者には2種類の方法が指示されました。

ひとつは、電気ショックの痛みに耐えている家族や恋人の手をにぎって、励ますこと。もうひとつは、ストレスボールを握って、家族や恋人が痛がっているのを見守るストレスを発散することです。参加者はそのつど指示に従って、どちらかの方法を実践しました。

そのあいだずっと、参加者の脳の活動状態が観察されていました。

この実験で参加者が実践したふたつの対処方法（相手の手をにぎる、もしくはストレスボールをにぎる）は、わたしたちが実生活で家族や恋人の苦しみにどのように対処するかをよく表しています。

あるときは、わたしたちは相手のようすをじっと見守り、どうにかしてなぐさめたり、支えになったり、助けたりできないかと考えます――これは「思いやり・絆反応」です。たとえそばにいて話を聞くことしかできなくても、それは勇気のある行いです。

しかしあるときは、相手の苦しみを見守るもどかしさから逃れる方法を探そうとします。そうすると苦しんでいる相手に意識が向かなくなるため、相手を助ける機会や意欲を失ってしまいます。物理的にも精神的にも相手との距離を置き、不快感を少しでも和らげるために、つらいことは避けて通ろうとします。心理学ではこれを**「思いやりの崩壊」**と呼んでいます。身近な人のストレスに対して感じるストレスを避けているうちに、わたしたちは麻痺してしまい、行動を起こせなくなってしまうのです。

この実験では、さきほどのふたつの対処方法によって、参加者の脳の活動にはまったく異なる影響が表れることがわかりました。参加者が家族や恋人の手をにぎったときには、脳の報酬システムと社会的交流ケアシステムが活性化しました。また、相手の手をにぎると、脳の領域のひとつで、恐怖や回避を引き起こす扁桃体《へんとうたい》の活動が弱まることがわかりました。

いっぽう、ストレスボールをにぎっても、扁桃体の活動には変化は見られませんでした。ほとんどの回避方法と同じで、ストレスボールをにぎってももどかしさは解消されず、かえって報酬システムや社会的交流ケアシステムの活動が弱まっていました――つまりそのせいで、参加者は無力感に苛まれていたのです。

人助けをすると時間が増える

この研究結果から学ぶべきことはふたつあります。ひとつは、**身近な人が苦しんでいるときに、意識をどこに向けるかによって、わたしたちの体に起こるストレス反応はちがってくる**ということです。相手をなぐさめたり、助けたり、いたわったりすることに意識を集中すると、わたしたちは希望やつながりを感じます。しかし、自分のもどかしさを解消することばかりに気を取られていると、恐怖から逃れられなくなってしまうのです。

もうひとつは、わたしたちは**小さな行為によって、自分の体を勇気の出る状態にできる**ということです。この実験では、痛い思いをしている家族や恋人を励ますために、手をにぎってやることでした。ふだんの生活でも、このように小さなことで相手とつながる機会はたくさんあります。

あなたが悩んでいるのが自分自身のストレスでも、あるいは身近な人が苦しんでいるのを見守っていることだとしても、希望を見出すための唯一の方法は、逃げることではなく、人とつながることです。思いやりと絆を大切にして向き合えば、相手の助けになれるだけではなく（もちろん、それが大事なことですが）、自分のためにもなります。たとえば、あなたがなにかで無力感をおぼえたときに、周りの人の役に立つことを自分から進んで行えば、やる気を失わずに、楽観的でいることができます。

このように「思いやり・絆反応」には思いがけない効果があるため、周りの人の手助けをすることは、ストレスを力に変えるためのうってつけの方法なのです。

たとえば、こんな例があります。ペンシルベニア大学ウォートン・スクールの研究者たちは、仕事で時間に追われるプレッシャーを軽減する方法を見つけたいと思っていました。みなさんもきっとよくご存じでしょう――やることが山ほどあって、いくら時間があっても足りない状態です。「時間がない」と思っているとストレスになるだけでなく、判断ミスや不健康な選択につながる恐れのあることが明らかになっています。

この実験で、ウォートン・スクールの研究者たちは「時間がない」という感覚を和らげるために、ふたつの方法を試しました。数名の参加者には、思いがけないごほうびとして自由時間を与え、「好きなように過ごしてください」と指示しました。ほかの参加者たちにも同じだけ時間を与えましたが、「その時間を誰かの手助けに使ってください」と指示しました。

各参加者が与えられた時間をすごしたあと、研究者は参加者たちにつぎのふたつの質問をしました。

・あなたにはいますぐ自由に使える時間がどれくらいありますか？
・あなたはいつもどれくらい「時間がない」と感じていますか？

すると驚いたことに、誰かの手助けに時間を使った人たちのほうが、自分の好きなように時間を使った人たちよりも、「時間がない」という感覚が和らいでいたのです。さらに、アンケート調査の結果を見ると、誰かの手助けをした人たちは、自分のために時間を使った人たちにくらべて、「能力がある」「仕事ができる」「人の役に立てる」などの項目で、自分のことを高く評価できるようになっていました。

そのおかげで、これから待ち構えている大量の仕事についても受けとめ方が変わり、プレッシャーにも対処できる自信が持てるようになったのでした。

その点において、この実験は、ジェレミー・ジェイミソンが行った、ストレスを受け入れるためのマインドセット介入（第4章）と似ています。今回の実験では、誰かの手助けをすることで自信が強まり、大量の仕事を抱えていても、以前ほど大変だと思わなくなりました。思いがけず自信がついたおかげで、時間のように客観的で変化しないはずのものに対する感じ方までもが変わりました。

つまり人助けをしたあとは、もっと時間があると感じるようになったのです。

「思いやり・絆反応」の観点からすれば、人助けをすることで体の状態が切り替わって、余裕のない、行き詰まった感覚が和らいだのではないかと考えられます。ウォートン・スクールの研究者たちは、結果を総括してつぎのアドバイスで締めくくっています。

「時間がないとあせっているときほど、時間を惜しまずに誰かの手助けをしたほうがよい――そんな余裕はないと思いがちだが、あえてそうすべきなのだ」

誰かの役に立ったあとは、自分でも思いがけないほどうれしい気持ちになるのに、わたしたちはついそれを忘れがちなので、これは的を射たアドバイスと言えるでしょう。たとえば、他人のためにお金を使うよりも、自分のためにお金を使ったほうが楽しいに決まっていると思っても、実際はその逆です。誰かになにかを与えることは、なかば強制的な場合でさえも、ひとをうれしい気持ちにさせるからです。

ときにはうれしい気分になるために、人助けをしてみましょう。とくに時間がない、気力がない、などとあせっているようなときこそ、積極的に誰かの手助けをすることで、

「思いやり・絆反応」のもたらすレジリエンスを手に入れることができます。やるべきことになかなか着手できなかったり、自信を失ったり、行き詰まったりしたときには、誰かの助けになることをすれば、ぐっとやる気が出るでしょう。

ストレスを力に変えるエクササイズ

1日にひとつ、誰かの役に立つ

行き詰まったときには、毎日していること以外に、誰かのためにできることを探してみましょう。「そんなひまも余裕もないのに」と思うかもしれませんが、だからこそ、あえてそうするべきなのです。それを毎日の習慣にしてもよいかもしれません——1日にひとつ、誰かの役に立てる機会を見つけるのです。そうすれば、あなたの体と脳は積極的によい行動を起こせるようになり、勇気や希望やつながりを実感できます。

どうせならより大きな効果を得るために、ふたつの方法があります。ひとつは、毎日同じようなことを繰り返すのではなく、なにか新しいことや意外なことをすること。そうすれば、脳の報酬系への刺激がよけいに大きくなります。

もうひとつは、スピーチのときに身ぶり手ぶりを大きくするのが効果的なのと同じで、ささいなことが大きな効果をもたらすので、誰かの役に立てる機会をただ待っているのではなく、小さなことでも自分にできることを見つけること。

わたしは学生たちには、周りの人のためにどんなことができるか、柔軟な発想で考えるように勧めています。たとえば、誰かに感謝の気持ちを伝えるとか、相手の話にしっかりと耳を傾けるとか、相手の言葉を善意に解釈するとか、そんなことでもいいのです。

これまでに見てきた、マインドセットを変えるための方法（「自分にとって大切な価値観を思い出す」「心臓がドキドキするのは、体が行動を起こす準備を整えているしるしだと考える」など）と同じで、わたしたちの小さな選択が思いがけない効果をもたらし、ストレスの感じ方が大きく変わります。

「自分よりも大きな目標に貢献する」と考える

ミシガン大学の心理学者ジェニファー・クロッカー（現オハイオ州立大学教授）は、1999年から2000年にかけて、サバティカル（長期休暇）を取得し、授業や教務から離れることになりました。通常、サバティカルは創造力を回復したり、研究に没頭したりするための素晴らしい時間だと思われていますが、じつは、クロッカーは燃え尽きてしまっていたのでした。

彼女はその数年前にミシガン大学の教授になりました。ミシガン大学の心理学部は世界最高峰の研究プログラムを擁し、同僚には著名な研究者がたくさんいました。クロッカーは優れた研究実績によって採用され――それどころか、ほかの名門大学から引き抜かれて来たにもかかわらず、ひそかにずっと悩んでいました。

雇用委員会がわたしを採用したのは、なにかのまちがいだったのでは？　このわたしに、ミシガン大学の教授陣に名を連ねるだけの実力が本当にあるのだろうか？（ちなみに、クロッカーがそんなことを言うのを聞いて、わたしは心底驚きました。クロッカーの職務経歴書には、百を優に超える科学論文が列挙され、心理学における顕著な功績を讃える数々の賞を受賞しているからです）

自分の価値を証明しようと、死にもの狂いで何年も奮闘したあげく、クロッカーは精も根も尽き果ててしまいました。とうとう休暇を取ったのは、ここまで自分を追い詰めたりせずに、新たな気持ちで目標に取り組むにはどうすればよいか、じっくりと考えたいと思ったからでした。

サバティカルの年の春、クロッカーは親しい友人とコーヒーを飲みながら話していたときに、カリフォルニア州サウサリートで開催される「プロフェッショナル・リーダーシップ・ワークショップ」のことを聞きました。ぜひ参加したほうがいい、とその友人が強く勧めるので、クロッカーはとりあえず、たいした期待もせずに参加することにしました。ところが、その9日間のワークショップで学んだことこそ、彼女がまさに必要としていたことだったのです。

そのワークショップの主要な課題は、「自分の価値を証明しよう」と躍起になることがもたらす弊害について考えることでした。まさにクロッカーが身をもって経験したことです。

ワークショップの参加者は、企業の幹部や、医師や、10代の子どもを持つ親など、さまざまな顔ぶれでしたが、クロッカーが驚いたことに、どうやら参加者はみんな同じことを実感しているようでした。つまり、大きな目標を達成しようとするときに、つねに他人との競争を意識し、自分の能力を証明して周囲に実力を知らしめなければ、などと考えているると、疲労困憊してしまうのです。そのうち仕事に喜びを感じなくなり、人間関係にも対立や争いが生まれ、健康も損ないます。にもかかわらず、クロッカーもほかの人たちも、成功するにはそうするしかないと思い込んでいました。

けれども、ワークショップのリーダーたちは、それとは異なる見解を持っていました。自分のことを、チームや組織やコミュニティやミッションなど、「自分よりも大きなもの」の一員だと思えば、奮闘するにしても毒性がなくなるという考え方です。

このように、もっとも重要な目標は「自分よりも大きなもの」に貢献することだと考えると、同じ努力をするにしても、自分をやる気にさせる動機が変わってきます。自分の能力の高さや、他人よりも優秀であることを証明しようとするのではなく、自分が努力しているのは、もっと重要な目標に貢献するためだ、と思うようになるからです。そうすると、自分自身の成功だけにとらわれずに、大きな目標の達成に向けて、周りの人を応援したくなります。

参加者たちはそれぞれ「自分よりも大きな目標」について考えることになりました。すなわち、個人の利益や成功を超えた目標です。「自分よりも大きな目標」というのは、昇進するとか、報奨金を得るとか、上司にほめられるといった即物的な目標ではありません。それよりも、**自分はコミュニティのなかでどんな役割を果たすべきか――自分はどんなふ**

うに貢献したいのか、どんな変化をもたらしたいのか、ということを考えて目標にします。

ワークショップのリーダーたちは、つぎのように説明しました。

「そのような考え方で努力すれば、自分自身の仕事の目標も〝自分よりも大きな目標〟も、ともに達成できる可能性が高くなります。そのうえ努力しているあいだも、もっと喜びや意義を感じられるようになります」

クロッカーははっきりと気がつきました。わたしはこれまでつねに他人との競争に追われ、自分のことばかり考えていて、「自分よりも大きな目標」なんて考えたこともなかった。そんなふうに仕事に取り組めるようになるには、抜本的な変化が必要かもしれないけれど、バーンアウトの解決にはうってつけかもしれない──そう思ったのです。

しかし、クロッカーは根っからの科学者でした。サバティカルが終わると、優秀な研究者なら当然すべきことに着手しました。ふたつの異なる目標の持ち方によって、どのようなちがいが表れるかを確かめるため、さっそく研究の準備にとりかかったのです。

「自分のための目標」を追求すると孤独感が強まる

その後、クロッカーと同僚たちは、「自分のための目標」を持つのと「自分よりも大きな目標」を持つのとでは、学業上の成功や、仕事のストレスや、個人的な人間関係や、健康状態に、どのようなちがいが表れるかについて、文化が大きく異なるアメリカと日本で研究を行いました。

最初にわかったことのひとつは、人びとは「自分よりも大きな目標」とつながっているほうが、よい気分でいられるということでした。希望や、好奇心や、いたわりや、感謝の気持ちが湧き、発想が豊かになって、ワクワクします。いっぽう、「自分のための目標」だけに向かって努力していると、頭が混乱したり、不安や怒りを感じたり、ねたみや孤独に苛まれたりすることがわかりました。

このような目標の持ち方が感情に与える影響は、時間とともに増大するため、「自分のための目標」をひたすら追求している人は、うつ病になる可能性が高くなります。いっぽう、「自分よりも大きな目標」を目指している人は、健康状態もよく幸福で、人生に対する満足度も高くなります。

こうしたちがいが生じる理由のひとつは、「自分よりも大きなもの」に貢献しようと考えて動く人は、結果的に強力なネットワークを築くことになり、仲間と支え合うことができるからです。いっけん矛盾しているようですが、自分の能力を証明することよりも、周りの役に立つことをしようと心がけている人のほうが、自分の能力を証明することばかりに熱心な人よりも、周囲から尊敬され、好かれるようになります。

いっぽう「自分のための目標」だけに邁進している人たちは、周囲の怒りを買ったり、嫌われたりする可能性が高く、やがて周りからの支援も得られなくなります。サバティカル以前のクロッカーのように職業的には成功していても、孤立感が強く、たとえ高い地位に就いていても不安につきまとわれます。

しかし重要なのは、これらのふたつの目標の持ち方は、個人の性格によって完全に決まってしまうわけではないことです。クロッカーの研究によって、人は誰でも両方の目標を持っており、目標の持ち方は長いあいだには変化することがわかっています（周囲の人たちからも、大きな影響を受けているようです。クロッカーの研究によって、わたしたちは「自分のための目標」にも「自分よりも大きな目標」にも、感染しやすいことがわかっています）。

クロッカーは初期の研究においては、参加者が無意識のうちにどちらかの目標を抱くように仕向けるなど、さまざまな心理的トリックを用いて、参加者のモチベーションを操作しようとしました。

しかしまもなくクロッカーは、参加者が自分で意識的に目標の持ち方を変えたときのほうが、はるかに効果が大きいことに気づきました。「わたしにとって〝自分よりも大きな目標〟って何だろう」とじっくり考える機会を与えられた人たちは、自分の目標の持ち方を変えることができます。さらにはそうすることで、ストレスの感じ方までもが変わるのです。

クロッカーと同僚たちは、ある研究で、「自分よりも大きな目標」を考えることがもたらす効果を調べるために、実験のなかで強いストレスを与える模擬就職面接を実施しました。何名かの参加者に対しては、面接前の簡単なマインドセット介入として、つぎのようなメッセージが伝えられました。

「面接のときは、みなさんどうしても競争意識や、自分をよく見せたいという思いが強くなりがちです。しかし、それとはちがった取り組み方として、この職務に就いたら、自分はどのように人びとの役に立てるか、あるいは大きなミッションにどのように貢献できるかを考えて面接に臨む、という方法があります。自分の能力を証明することよりも、〝自分よりも大きな目標〟について考えるということです」

そのあと参加者たちは数分間で、自分にとってもっとも重要な価値観について考え、さらに、その職務に就いたらどのように人びとの役に立ち、世の中に貢献できるかを考えました。ここで特筆すべきなのは、実験の担当者は「自分よりも大きな目標」について、いっさい例を提示しなかったことです。それは参加者たちが自分で考えて見つけなければ、意味がないからです。

参加者の考え方の転換（マインドセットシフト）がパフォーマンスに与えた影響を調べるため、就職面接の前後に、参加者のストレスホルモンの数値が調べられました。さらに、面接のようすは録画され、予備知識のない外部の審査員たちが映像を観て、参加者の行動分析を行いました。

すると、「自分よりも大きな目標」について考えた参加者たちは、面接官らに対して親しみを示すしぐさを見せました。たとえば笑顔になったり、視線を合わせたり、無意識に面接官たちのボディーランゲージをまねたりしたのです。これらはいずれも打ち解けた雰囲気をつくり、人とのつながりを強める行為であることがわかっています。

また審査員たちは、介入を受けて「自分よりも大きな目標」について考えた参加者の話のほうが、介入を受けなかった参加者の話よりも、聞いていて心を動かされると評価しました。

さらに、参加者の考え方の転換は、体のストレス反応にも影響を及ぼしていました。面接の前に「自分よりも大きな目標」について考えた参加者の体には、「脅威反応」がほとんど起こらなかったことが、コルチゾールと副腎皮質刺激ホルモン（ＡＣＴＨ）というふたつのストレスホルモンの数値によって明らかになりました。

ストレスを力に変えるエクササイズ

「自分のための目標」を「自分よりも大きな目標」に変える

仕事や生活のストレスが大きくなっていると感じたら、自分自身にたずねてみましょう。

「わたしにとって、自分よりも大きな目標って何だろう?」

「その目標のために、この機会をどのように生かせるだろうか?」

もし「自分よりも大きな目標」がなかなか見つからないようなら、少し時間を取って、つぎの質問のどれかひとつ、あるいはいくつかについて考えてみましょう。

- あなたは周りの人にどのようなよい影響をもたらしたいですか?
- 人生や仕事において、どんなミッションにもっともやる気を感じますか?
- あなたは世の中に対してどのように貢献したいですか?
- あなたは自分の手でどのような変化を起こしたいですか?

職場でのバーンアウトを減らす方法

モニカ・ワーラインは、職場における社会的なつながりを研究する組織心理学者のグループ、「コンパッション・ラボ・リサーチグループ」の創設者のひとりです。ワーラインの研究によって、従業員たちが職場で仲間同士のつながりを感じると、バーンアウトが減り、仕事に熱心に取り組むことが明らかになっています。その最大の効果は、自分が周りの人たちの役に立っているという実感によってもたらされるのです。

ワーラインはサンディエゴに拠点をおくコンサルティング企業の代表取締役として、ナスダック１００指数の構成銘柄の20社や、『フォーチュン』誌の「世界で最も賞賛される企業」に選ばれた多数の企業を担当してきました。ワーラインが企業の従業員のレジリエンス強化のために実施するのは、「職務の再定義《ロールリデザイン》」というエクササイズで、従業員たちが各自の職務記述書を「自分よりも大きな目標」という観点から書き直します。

職務記述書には行うべきタスクや、必要とされるスキルや、課題の優先順位などが列挙されていますが、それを読んでもピンとこない場合がほとんどです——というのも、その職務に就いた人が、組織やコミュニティにどのように貢献できるのかが、見えてこないからです。

ワーラインの「職務の再定義」のエクササイズでは、企業の従業員がつぎの点についてじっくりと考えます。

・あなたが一緒に働いている仲間や上司の視点から、あなたの職務を定義するとしたら、どのようになるでしょうか？

・職場の仲間や上司は、あなたの職務はどれくらい役に立っていると言うと思いますか？

・あなたの仕事は、会社の大きなミッションやコミュニティの人びとの幸福に、どのように貢献していますか？

このように自分の職務をとらえ直しても、職務の基本的な内容じたいは変わりませんが、自分の職務に対する従業員たちの認識はがらりと変わります。ワーラインは、このエクササイズを行うと、従業員たちが仕事に感じる意義ややりがいが、確実に大きくなることを発見しました。

職場で「自分よりも大きな目標」を創り出した例として、ワーラインがとくに気に入っている事例のひとつは、ケンタッキー州ルイビル市のケースです。当時、ルイビルの街では、公共交通機関の安全に対する懸念が強まっていました。

たとえば2012年7月には、バスの後部座席で3人の男性が口論を始め、ひとりが銃を取り出して、17歳の少年リコ・ロビンソンを白昼堂々と射殺したのです。ルイビル市長のグレッグ・フィッシャーは、市の公共交通機関に対し、安全強化のための対策を指示しました。その取り組みの一環として、すでに設置済みの防犯カメラや緊急無線に加え、市バスの運転手たちが乗客の安全を守るために、どのような役割を果たせるかを、運転手たち自身に考えてもらうことになりました。

バスの運転手たちは一丸となって、この課題に真摯に取り組み、新たに自分たちを「安全大使《セーフティーアンバサダー》」と命名しました。主要な業務はバスの運転であることに変わりはありませんが、「バスの運転手は乗客の顔を見て認識している」という安心感を与えることも、自分たちの役目だと考えるようになったのです。

そのための試みとして、運転手たちは人びとがバスに乗ってきたときに、あいさつをすることにしました。ただ運賃を受け取ったり、定期券を確認したりするだけでなく、乗客と目を合わせて「ハロー」とあいさつするのです。運転手が一人ひとりの乗客にきちんと接することで、公共の場での犯罪を助長する「匿名性」が低くなります。こうした運転手のおかげで、乗客たちは安心して気分よくバスに乗れるのです。

そして、「職務の再定義」がもたらした予想外の最大の効果は、バスの運転手たちに表れました。仕事のやりがいが飛躍的に大きくなったのです。バーンアウトのリスクが高い職種なので、これはきわめて重要な成果でした。

ルイビル市のバス運転手たちは、自分たちのことを「安全大使」だと考えるようになったことで、仕事に対してそれまでとはちがう意義を感じられるようになりました。自分たちは、市長が推進する地域の安全活動に寄与するという、「自分よりも大きな目標」に貢献する仕事をしているのだ、と思えたからです。人びとがバスに乗ってくるたびに、運転手たちはこの目標につながることができました。

ワーラインは、このルイビル市の事例だけでなく、どんな企業や組織を担当した場合でも、同じようなことが起こったと語っています。「自分よりも大きな目標」という観点から自分の職務をとらえ直してみると、もっとも基本的な業務にもやりがいが生まれ、バーンアウトを防ぐことができます。

爆弾テロ現場での助け合い

ボストンマラソンに出場していた32歳の医師、ナタリー・スターヴァスは、片足を負傷しながらも41キロ強を走り抜き、いよいよゴールに近づいてきました。勤務先の小児病院に賞金を寄付したいと思っていたので、ケガのせいで諦めるのは絶対に嫌でした。ゴールが目前に迫ったとき、突然、花火のような音が聞こえました。つぎの瞬間、大勢の人たちが叫び声をあげながら、こちらへ向かって逆走してきました。

２０１３年4月15日。想像を絶する事件が起こりました。ボストンマラソン爆弾テロ事件です。

スターヴァスは一緒に出場していた、同じく医師の父親に向かって言いました。

「お父さん、早く行って助けなきゃ」

スターヴァスは1・2メートルの観客用の柵を乗り越え、コースわきの小路を走って行きました。するとまもなく、レストラン〈アトランティック・フィッシュ・カンパニー〉の前に出ました。第2の爆発現場です。あたり一面、血の海でした――むっとする強い臭いが立ちこめ、口のなかも血の味がするほどでした。スターヴァスは現場を見渡し、やるべきことを考えようとしました。空っぽのベビーカー。ちぎれて吹き飛ばされた足――。やがて、若い女性が地面に倒れているのが目に入りました。スターヴァスは女性のもとに駆け寄って脈を調べ、心臓マッサージを開始しました。

スターヴァスは爆発現場で5名の救命治療にあたりました。4名が命を取りとめました。彼女は懸命に治療を続け、とうとう警察官に現場から引き離されるまで、治療をやめようとしませんでした。

スターヴァスのほかにも、爆発のあとすぐに行動を起こした人は大勢いました。マラソンを走り終えたばかりのランナーたちが、マサチューセッツ総合病院に駆けつけ、献血を行いました。「クラウドケアリング」のオンラインプラットフォームが立ち上げられ、地元の人びとがそれを利用して、身動きが取れずに困っているランナーたちに食事や寝る場所を提供したり、そばにいてともに時間をすごしたりしました。ボランティアの人びとはゴール地点に戻り、爆発の恐怖で逃げ去ったランナーたちが現場に置き忘れたメダルや所持品を回収しました。

このようないたわりの行為は、人びとが事件のあと何日も何週間もたってから、悲劇を受けとめ、心の整理をするために行ったのではありません。「なにかしたい」という衝動は、本能的なものでした。

ボストンの事件で、多くの人びとが懸命に人を助けようとした事実には胸を打たれますが、驚くべきことではありません。むしろ、それが当たり前であるところが重要なのです。困難な状況では、心からの親切な行為がつぎつぎに生まれます。人は苦しみを味わうと、「周りの人を助けたい」という思いに衝き動かされるからです。

衝撃的な事件に遭遇した場合、ほとんどの人は利他的な傾向が強くなることが、研究でもわかっています。たとえば、家族や友人のことをもっと気づかったり、ＮＰＯや教会のボランティア活動に使う時間が増えたりします。

重要なことは、このような利他的な行いをすることは、本人にとっても役立つことです。トラウマを体験した人は、周りの人の手助けに時間を多く使うほど、本人も幸せになり、人生により大きな意義を感じられるようになります。

もっとも苦しんだ人が、もっとも人を助ける

自分が苦しい思いをしているときでも、周りの人を助けたいと思う本能は、マサチューセッツ大学アマースト校の心理学教授、アーヴィン・シュタウブによって「苦しみから生まれる利他主義」と名付けられました。シュタウブは若いころに、ナチズムと共産主義のハンガリーから逃亡しました。

最初、彼は研究者として、暴力と人間性の喪失につながる条件を研究するつもりでした。しかし、いろいろと調べていくうちに、人びとの助け合いの実話にいくつも出会い、シュタウブは魅了されていきました。たとえば、ホロコーストを生き残った人びとのうち82%の人は、収容所で餓死寸前になっていても、ほんのわずかな食糧を分け合うなどして、「どんなことをしても周りの人たちを助けたいと思った」と語っているのです。

自然災害やテロ攻撃や戦争などによって、地域社会全体が被災した場合も、人びとの利他主義が強まることを、シュタウブは実例を挙げて証明しました。すると、このような悲劇を経験した人びとが示す利他主義について、ある顕著な特徴が見えてきました。それは、「もっとも苦しんだ人びとが、もっとも人を助ける」ということです。

1989年にハリケーン・ヒューゴがアメリカ南東部を襲ったときには、被害の少なかった住民よりも、甚大な被害を受けた住民のほうが、ほかの被災者のためにたくさんの援助活動を行いました。また、9・11以降、テロ事件でもっとも苦しんだ人びとほど、多くの時間とお金を被害者の支援活動に使いました。さらにシュタウプの調査によって、トラウマ体験の多い人びとほど、自然災害時のボランティア活動に積極的に参加したり、寄付をしたりすることがわかりました。

もし「利他主義＝自分をすり減らすこと」だと考えていたら、とても不可解な現象に思えるかもしれません。そのような考え方でいけば、自分たちが被害を受けて苦しんでいるときには、よけいな労力は使わずに、いま持っているものを死守しようと思うはずです。それなのになぜ苦しみを経験した人たちほど、誰かの役に立ちたいと思うのでしょうか？

その答えは、わたしたちがすでに学んだこと――すなわち、他者へのいたわりが「勇気」と「希望」を生むことにあるようです。これまで見てきたように、周りの人を助けると、恐怖が勇気に変わり、無力感が消えて楽観的な気持ちになれます。人生でもっともつらいストレスに襲われたときこそ、思いやりと絆のもたらす効用は、わたしたちが生き残るためにきわめて重要なのです。

敗北のスパイラル

　自分が苦しんでいるときこそ誰かを助けたいと思う本能は、**「敗北反応」**を防ぐためにも重要な役割を果たしています。「敗北反応」というのは、たび重なる虐待などで苦痛を味わううちに、体が条件的に示すようになる生理的な反応のことで、食欲の減退や、社会的孤立や、うつ病や、最悪の場合は自殺にもつながる恐れがあります。

　敗北反応の最大の作用は、引きこもってしまうことです。やる気も希望も失い、周りの人たちとつながりたいという気持ちもなくなってしまいます。人生に意味を見出せなくなり、「少しでも状況をよくするために、自分にはなにができるか」と考えることもできなくなってしまいます。

　しかし、喪失やトラウマが必ずしも敗北反応につながるとは限りません。敗北反応が起こるのは、あなたが周りの人や状況に打ちのめされた、あるいは社会や仲間から拒絶されてしまった、と思っているようなときです。言い換えれば、「もう自分にできることはなにもない」「もう誰も気にかけてくれない」と思ってしまった場合です。恐ろしいと思うかもしれませんが、「敗北反応」は共有の資源が枯渇しないように、弱い者を排除しようとする自然の働きなのです。

「闘争・逃走反応」や「思いやり・絆反応」と同様に、すべての社会的動物には「敗北反応」が見られます。とはいえ、進化論の観点からすれば、「敗北反応」は最終手段であるべきなのはまちがいありません。そのためには、わたしたちが絶望しかけても、ぐっと踏みとどまらせてくれる本能が必要です。どんなに絶望的な状況に思えても、諦めずに人生に向き合っていくためです。

その本能こそ「思いやり・絆反応」であり、アーヴィン・シュタウプが名付けた「苦しみから生まれる利他主義」でもあります。自分が苦しんでいるときでも誰かを助けることで、敗北のスパイラルに陥らずにすむのです。9・11テロ事件のあとに、世界貿易センターで救助隊員のために炊き出しを行ったある女性は、こう語っています。

「自分なりに役に立てたことはうれしく思っています……。でもこういうときに、なにかをせずにはいられないのは、誰かを助けたいのはもちろんですが、自分のためでもあるんです」

研究事例を調べても、大きな危機を経験した人びとが、人助けをすることによって絶望感が和らいだ例は、枚挙にいとまがありません。

・災害ボランティアをした人びとは、楽観的になり、力が湧いてきたと語った。また生活のストレスに対しても、以前ほど不安や怒りを感じなくなり、精神的に参ってしまうことも減った。
・配偶者を亡くしたあとに、周りの人たちの世話をするとうつ状態が和らぐ。
・自然災害で生き残った人びとが、すぐに周りの人の手助けをした場合、ＰＴＳＤを発症する可能性が低くなる。
・慢性の痛みがある人びとが、仲間どうしでカウンセリングを行うと、痛みや障害やうつ状態が軽減され、目的意識が強くなる。
・テロ事件の被害に遭った人びとが、人助けをする方法を見つけた場合、生き残ったことへの罪悪感が和らぎ、人生に意味を見出せるようになる。
・健康問題で命の危機を乗り越えた人びとが、ボランティア活動に参加すると、希望が大きくなり、うつ状態が緩和され、目的意識が強くなる。

人助けは健康への害を防ぐ

人助けをすると苦しみが和らぐだけではなく、生活上の強いストレスが健康に害を及ぼすのを防ぐ効果があります。それどころか、人助けをすることは、トラウマ体験が健康状態や寿命に影響を及ぼすのを防いでくれるようなのです。

ニューヨーク州立大学バッファロー校による、ある画期的な研究では、18歳から89歳までの1000名のアメリカ人を対象に、3年間の調査を実施しました。参加者たちは毎年、過去1年間のストレスについて報告しました。たとえば家庭の危機や、経済的な問題や、愛する人の死など、大きなストレス要因となるできごとです。

さらに、奉仕活動にどれくらいの時間を使ったかも報告しました。たとえば、教育委員会や教会の委員会活動に参加したり、コミュニティガーデン（地域住民の共同農園や花壇）の手入れや献血運動に協力したりするなど、地域社会をよくする活動に参加することです。

また、医師の診断で新しい病気が見つかったかどうかも報告しました。風邪のような軽度の疾病ではなく、腰痛、心臓血管疾患、がん、糖尿病などの重度の疾病です。

奉仕活動を行っていなかった人びとの場合は、離婚や失業などストレスの多いできごとを経験するたびに、新しい疾病を発症するリスクが高くなっていることがわかりました。ところが、定期的に奉仕活動を行っている人びとには、そのようなリスクは見受けられませんでした。強いストレスを感じるできごとがあっても、健康への影響はまったく見られなかったのです。

さらに研究者たちは別の実験を行い、人の手助けをすることが寿命に与える影響を調べました。調査はデトロイト地域の846名の男女を対象に、5年間にわたって実施されました。研究の開始時に、参加者たちはふたつの質問に回答しました。ひとつは、「過去1年間に何回くらい深刻なできごとを経験したか」。もうひとつは、「友人や近所の人や同居していない家族の手助けにどれくらい時間を使ったか」という質問です。それから5年間、研究者たちは、訃報や公的な死亡記録などを確認して、参加者のうちで亡くなった人びとを調べました。

その結果、やはり、いたわりはレジリエンスをもたらすことがわかりました。日常的に周りの人の手助けを行っていない人びとは、ストレスの多いできごとが起こるたびに、死亡リスクが30％も増加していました。

しかし、**日常的に周りの人の手助けを行っている人びとには、ストレスによる死亡リスクの増加はまったく見られませんでした。**それどころか、いくつものトラウマ体験がある場合でさえ、周りの人の手助けをしている人の死亡リスクは、大きなストレスを経験していない人の死亡リスクと変わらなかったのです。まさに、ストレスの害から完全に守られているようでした。

とはいえ、よく手助けをしている人びとは、誰ひとり死んだり病気になったりしなかったということではありません。人の手助けをすれば、病気にもならず永遠に生きられるということではないのです。

しかし、ストレスからは守られることは確かです。以上のふたつの研究事例において、日常的に人の手助けをしている人びとには、性別、年齢、人種、民族のちがいを問わず、いたわりの効果が表れることが広く確認されました。一般的には「ストレスがたまると病気や死亡のリスクが高まる」と思われていますが、思いやりと絆を大切にする人びとの場合には、当てはまらないようなのです。

刑務所のなかの思いやり

わたしは彼の手をにぎり、祈りを捧げてから言いました。

「この痛みも苦しみも、もうすぐ終わるからな」

それから頭に帽子をかぶせ、体に毛布をかけてやりました。スポーツが好きな男だったから、テレビをつけてスポーツ番組を流しました。そして、彼の額にキスをして、部屋を出ました。

介護のひとときを手記に綴ったこの男性は、患者の親戚でもなければ看護師でもなく、ホスピスの介護担当者でもありません。この人はペンシルベニア州の矯正施設の入所者で、死期の近い仲間の入所者の介護をしているのです。ペンシルベニア州立大学の介護研究者スーザン・ロープは、刑務所における終末期介護を研究しており、このような体験談をたくさん聞いてきました。

「思いやりの行為を見かけるのがもっとも少なそうな場所は？」と人びとにたずねたら、

「刑務所」と答える人はまちがいなく多いでしょう。刑務所ではサバイバル気質でないとやっていけません。入所者の多くは苛酷な環境で育ち、他人のことより自分の身を守るのに必死でした。きちんと世話をしてくれる人や、思いやりの手本を示す人も、身近にいなかったかもしれません。

しかし、それでもローブの研究が示しているとおり、入所者に介護奉仕の機会を提供している刑務所では、思いやりが花開いています。ローブは、連邦矯正施設で死期の近い入所者の介護を担当している、35歳から74歳の男性入所者たちにインタビューを行いました。

介護を行う入所者たちの多くは、24時間体制で待機し、患者のベッドを整えたり、おむつを交換したりと、さまざまなケアを行います。さらに、患者と会話をしたり、一緒に祈ったり、患者の手をにぎったりするなど、精神面でも支えとなり、患者の家族が面会に来れば、会うための準備を手伝います。

また死期の近い入所者が、ほかの入所者たちから虐待を受けないように守るのも彼らの役目で、矯正施設の職員らとともに仲裁役を務めます。そのようにして介護担当者たちは、まもなく死を迎える入所者が、人生の終わりに穏やかなひとときをすごせるように世話をし、夜を徹して最期を看取ります。そして亡くなったあとは、医療スタッフが死後の処置をするのを手伝います。

彼らが進んで奉仕を行う理由は、刑務所の外の世界の人びとと変わりません。なにかよいことをする機会がほしい、自分なりに世の中に貢献したい、という志があるからです。

それに、いつかはきっと自分も同じように、刑務所で最期を迎えることもわかっています。ある入所者は、刑務所の看護師が死にかけている仲間に向かって、「覚悟しておけ、悪魔が待ってるぞ」などと、ひどい暴言を吐いたのを聞いて、介護奉仕をしようと決心したと言います。介護を行う入所者たちは、すべての入所者が尊厳を持って、人の思いやりを感じながら、最期を迎えられるようにしたいのです。

入所者たちは介護奉仕によって報酬を得ることはほとんどなく、有利な待遇を受けることもありません。それでは奉仕活動への興味が続かないのではないか、と思うかもしれませんが、意外にもそうではないのです。特典がなにもないからこそ、入所者たちは自分のことを思いやりのある介護者だと思うことができます。

ある入所者は、無記名のアンケート調査にこう書きました。

「自分にとって大事なのは、みんなに褒められたいとか、認められたいとか、よけいなことを考えずに自分の時間をささげること。みんなに愛情を持って接するのは、それが正しいことだと思うから」

また、刑務所内のホスピスで奉仕活動に参加している入所者たちに、「刑務所のホスピスとみなさんの奉仕活動について、世間の人びとにいちばん知ってもらいたいこと、理解してほしいことは何ですか？」と質問をしたところ、もっとも多かった回答は、「奉仕活動に参加しているのは、心からそうしたいと思っているからだということを、世間の人びとに知ってほしい」という答えでした。

多くの入所者は、介護を行うことで本来の自分になれると言っています。ある入所者は、ローブに向かって言いました。

「自分は虐待する側でした。だけどもう、守る側になったんです」

また別の入所者はこう言いました。

「失ってしまったと思っていたものを、取り戻すことができたんです。おれはダメ人間なんかじゃない。おれにもできることがあるんだ、と思えました」

さらに、入所者たちは介護奉仕を行うことによって、刑務所内での生活がそれまでとはちがうものに思えてきました。思いやりを与えているのは自分たち自身であっても、彼らは仲間の入所者たちがあたたかい思いやりを受けている姿を日々、目にしています。そのせいで、それまではとことん非人間的だと思っていた刑務所のシステムが、少なくともその点においては、彼らの人間性を尊重してくれているように思えました。自分たちが奉仕活動に参加することによって、刑務所内での暮らしが変わったのです。そういう意味では、入所者たちは自分たちの行う介護奉仕の恩恵を受けているとも言えるでしょう。

スーザン・ローブがわたしにこう言いました。

「入所者による介護奉仕の話をすると、よく言われますよ。〝うちの刑務所では無理ですね。うまく行くわけがない〟って」

刑務所の話ではなくても、やはりそんなふうに決めつけるような意見を、わたしも耳にすることがあります――同僚や、生徒や、地域の人びとは、奉仕活動になどいっさい興味を持たないはずだ、と決めつけるような意見です。けれども、「思いやり・絆反応」をとおして恩恵を受けることができるのは、いかにも思いやりと関係のありそうな場所や人びとだけではありません。機会さえ与えられれば、困難な状況で生きている人びとも、喜んで人の役に立とうとするのです。

これまでに紹介してきた研究事例や体験談に共通していることがあるとすれば、人を助けたいという本能は、人間であることの証しでもあるということです。思いやりを示すことは、楽な生活を送っている人だけが味わえる贅沢でもなければ、聖人や殉教者の境地でもありません。たとえどんな場所でも、いたわりの行為はレジリエンスと希望をもたらすことができます。

「苦しんでいるのは自分だけ」と感じるときは

数年前のことです。スーパーで買い物をして家に帰る途中で、誰かに呼び止められました。ふりむくと、スタンフォードの大学院でわたしの授業を取っている女子学生が、手をふりながらこちらへ走ってきます。あまりよく知っている学生ではありませんでした。というのも、彼女はいつもひとりで、教室のうしろの席に座っていたからです。ですから、「こんにちは、元気？」と軽くあいさつを交わすつもりでした。

ところが、その学生はわたしのまえで立ち止まると、わっと泣き出したのです。びっくりしたわたしは彼女をハグして、「大丈夫？」とたずねました。

「わたし、とっても孤独なんです」彼女は答えました。それから彼女が言った言葉を聞いて、胸がずきんと痛みました。

「先生はいつも幸せそう。どうしたらそんなふうになれるんですか」

その学生が知っているのは、もちろん教師としてのわたしだけです。教壇に立っている姿からは、わたしの苦しみはあまり想像できないかもしれません。しかしもちろん、わたしも彼女と同じように、孤独のつらさは知っています。それに学生だったころは、もっと幸せになりたいと思っても、どうしたらいいかわからなくて、泣いた日々もありました。とりわけ、スタンフォードに入って最初の感謝祭のことは、いまでも忘れられません。

大学院に入学してから3カ月、勉強に明け暮れていたわたしには、まだ友だちがあまりいませんでした。11月の感謝祭の祝日には、キャンパスにほとんど人影もなく、わたしはふらりと街へ出ました。コーヒーや食べるものを買いたかったのですが、開いているお店は一軒も見つかりません。しかたなく、とぼとぼと歩いて学生寮に帰ってきたころには、もう日が暮れて真っ暗になっていました。

学生会館の前を通りかかると、数名の学生たちがテーブルを囲んで、感謝祭のごちそうを食べていました。窓のなかをのぞきながら、「こんな日に、キャンパスでひとりさみしい思いをしているのは、わたしだけなんだ」と思ったことを、いまでもはっきりと覚えています。

もちろん、いまとなれば、そうではなかったこともわかります。でも人は、心細い思いをしていると、自分だけが苦しんでいるような気分になってしまうのです。

苦しんでいるのは自分だけだと思ってしまうと、ストレスを力に変えるのは非常に難しくなります。孤立して、周りの人とのつながりが感じられなくなると、自分から行動を起こしたり、自分の置かれた状況のよい面に目を向けたりすることが、なかなかできなくなってしまうからです。また、周りの人に必要な助けを求めたり、誰かの役に立つことでうれしい気分になったりすることも、できなくなります。

皮肉なことに、ストレスほど誰もが必ず経験するものはないはずです。体の痛みや、病気や、失望や、怒りや、喪失をまったく経験せずに生きていける人など、ひとりもいません。細かいことがらは人それぞれちがっても、人はみんなつらい経験をしています。けれども苦しいときには、わたしたちはついそのことを忘れてしまうのです。

他人の幸せは大きく見える

では、つぎの4つのコメントを読んで、最初のふたつとあとのふたつでは、どちらが自分に当てはまるか、考えてみてください。

・落ち込んだときには、ほかの人はみんなきっと自分より幸せにちがいないと思ってしまう。

・自分がとても苦しいときには、ほかの人はみんなもっと気楽な生活を送っているにちがいないと思ってしまう。

・落ち込んだときには、きっと同じような思いをしている人が、世の中にはたくさんいるはずだと自分に言い聞かせる。

・ものごとがうまく行かないときには、生きていれば誰だって、ときには大変な思いをすることがあると思うことにしている。

失敗や挫折は心理学で「コモン・ヒューマニティ」と呼ばれます。「人間ならば誰でも経験するもの」という意味です。どちらのコメントに共感するかによって、その人が自分の苦しみをどれだけ「人間ならば誰でも経験するもの」だと思っているかがわかります。

最初のふたつは、孤立した状態の考え方を示しています。あとのふたつは、どんなにつらいときでも、ほかの人たちとのつながりを感じられる能力を示しています。重要なのは、どちらの考え方をするかで、大きなちがいが表れることです。

ストレスのなかで孤立感を味わう人はうつ状態になりがちで、状況や周囲を否定したり、目標を諦めたり、強いストレスを感じることはなるべく避けたりするなど、回避的な対処方法に頼る傾向があります。自分の抱えているストレスや苦しみをほかの人に話そうとしないため、本当は誰かの助けが必要でも、周りから手を差し伸べてもらえません。そのせいでよけいに、「こんなに苦しんでいるのは自分だけだ」と思い込んでしまうのです。

いっぽう、「誰の人生にもつらいことはある」と思っている人は、幸せを感じやすく、レジリエンスが高く、人生に対する満足度も高い傾向にあります。自分が苦しんでいることを素直に打ち明けるため、周りの人が助けてくれることも多くなります。また、逆境にも意味を見出せるので、仕事でバーンアウトしにくくなります。

このように「人間ならば誰でも、失敗や挫折を経験するものだ」と認識するのはとてもよいことですが、わたしたちの目には他人のストレスは小さく見え、他人の幸せはやたらと大きく見えることがあります。これは赤の他人に限らず、近所の人や、同僚や、ときには友人や家族など、自分がよく知っているはずの相手に対しても当てはまります。

このような錯覚について、心理学者のスーザン・オーシージョとリザベス・ローマーは、共著『マインドフルネスで不安に向き合う（*The Mindful Way Through Anxiety*）』（未邦訳）のなかで、つぎのように述べています。

自分のことはよくわかっていても、他人のことは表面的なことしかわからないので、わたしたちはつい、他人の表向きの姿と自分自身を比較してしまいます。だから、じつは同僚が自殺願望に苦しんでいたり、となりの家の人が酒癖が悪かったり、近所の素敵な夫婦が家庭内暴力でもめていたりすることがわかると、驚いて愕然とします。

エレベーターで乗り合わせたり、スーパーのレジに並んであいさつしたりするときには、誰でもおだやかで落ち着いたようすに見えるでしょう。内面の苦しみは、必ずしも外面に表れるわけではないからです。

他人の苦しみは見えにくいため、周りの人たちとくらべても、やはりこんなに苦しんでいるのは自分だけだと思い込んでしまうのです。

ＳＮＳをはじめとする現代のコミュニケーションの形式も、そのような錯覚を生む原因のひとつになっていることが、研究によって明らかになっています。ソーシャルメディアでは、みんなどうしても自分の生活をよく見せようとしがちです。うれしいニュースや、楽しい写真や、記念すべきできごとを投稿したい、あるいはしなければ、と思ってはりきってしまいます。

ほとんどの人は、自分がそうしがちなことには気づいていますが、ほかの人も同じで、やはりいいことばかり投稿しているのだとは思いません。それで、ＳＮＳの画面をスクロールして、友だちや家族の楽しそうな投稿をつぎつぎに見ていくうちに、「どうしてほかの人たちにくらべて、わたしの人生はこんなにめちゃくちゃで、がっかりすることや問題だらけなんだろう」と思ってしまうのです。そんな誤解のせいで、ますます自分だけが苦しんでいるように思えて、人生に対する満足度はさらに低下してしまいます。

フェイスブックなどのソーシャルメディアに費やす時間が多くなると、孤独感が強まり、生活に対する不満が大きくなることが、研究によってわかっています。やはりどうしても、他人の生活のほうが幸せそうに見えるからでしょう。

では、自分の抱えている問題のせいで、つねに周囲から孤立してしまっている場合は、どうしたらコモン・ヒューマニティの考え方（人間ならば誰でも失敗や挫折などつらい経験をするという考え方）ができるようになるのでしょうか？

この問題に関しては、わたし自身の研究で取り組み、スタンフォード大学思いやり・利他主義研究教育センターの協力を得て、マインドセット介入を開発しました。その結果、ストレス下における孤独感を和らげるには、ふたつのことが役に立つことがわかりました。ひとつは、ほかの人たちの苦しみにもっと気づくこと。もうひとつは、自分の苦しみを素直に周りの人に打ち明けることです。

目には見えないものを見ようとする

コモン・ヒューマニティの考え方を育むために、わたしがグループで行うエクササイズのひとつに、「目には見えないものを見えるものに」と名付けた方法があります。まず、教室にいる全員に小さなメモ用紙を1枚ずつ配布します。そこに、自分が苦しんだ問題や経験について、無記名で簡単に書いてもらいます――いまでも完全に乗り越えたとは言えないこと、そしてふだんの自分を見ているだけではおそらく誰も気がつかないであろう、ひそかな苦しみです。

全員が書き終えたら、わたしがメモ用紙を回収し、袋に入れて混ぜます。それからみんなで輪になって立ち、袋を順番に回していきます。ひとりずつメモを1枚取り出し、そこに書いてあることを、まるで自分のことのように読み上げます。

「いま、体にひどい痛みがあって、教室にいるのもつらいくらいです」
「ひとり娘を10年前に亡くしました」
「自分だけクラスで浮いているような気がして、落ち着きません。なにかしゃべったら、みんなにそのことがバレてしまいそうで、心配です」
「わたしはアルコール依存症でした。いまでも毎日飲みたくてたまりません」

このエクササイズには、多くの面で計り知れない効果があります。まず、メモは無記名なので誰が書いたかわかりません。そして、袋から適当に取り出したにもかかわらず、どのメモに書いてあることも、まるで自分の身に起きたことのように切実に感じられます。そして、以前はまったく目に見えなかったたくさんの苦しみが、見えるようになります。誰もがひそかな苦しみを抱えながらも、そんな話はしなかったので、気づかなかっただけなのです。

誰もがひとりで苦しみを胸に抱えている状態では、その苦しみのせいで孤立感を味わうかもしれませんが、みんなそれぞれに苦しみを抱えていることがわかれば、「誰にでも悩みや苦しみがあるんだ」と思えるようになります。

わたしも自分の苦しみのせいで孤独を感じるときには、みんなで輪になって立っているときの気持ちを思い出します。そして、誰もが思いもよらない苦しみを抱えながらも、がんばっていることに気づいたときの畏敬の念を、心に思い起こします。

このエクササイズはグループで行わなくても、ポイントを押さえて応用すれば同じような効果が得られます。多くの人と同じ場に居合わせる機会があったら、目に見えないものを想像してみるだけでいいのです。

先日、わたしはサンフランシスコのグライド・メモリアル・チャーチで、カレン・オリベート牧師の説教を聞きました。

「誰にとっても人生は甘くありません」牧師が信徒たちに向かって言いました。「教会であなたの前の席に座っている人が、これまでどんな人生を送ってきたかを想像しようとしても――あなたはその人のことなど、なにひとつわかりません。なぜなら、人はみな、まったく思いもよらないような重荷を背負っているからです。誰にでも他人には言えない悩みや苦しみがあり、心の悪魔と葛藤しています。誰もが毎日、これ以上ひとつでも重荷が増えたら倒れてしまいそうな、ぎりぎりのところでがんばっているのです」

わたしもこの真実を思い出すために、自分に向かって言う言葉があります。

「わたしと同じで、この人も苦しみのつらさを知っている」

「この人」というのは、誰でもかまいません。通りですれちがった人や、どこかの会社や誰かの家を訪ねたときに、ふと見かけた人でもかまいません――誰にでも当てはまることだからです。

わたしと同じで、この人も大変な思いをして生きてきた。

わたしと同じで、この人も痛みを知っている。

わたしと同じで、この人も世の中の役に立ちたいと思っている。でも、失敗したときのつらさも知っている。

そうでしょう？　なんて訊くまでもありません。人間なら誰でもそうだからです。わたしたちに必要なのは、そのことを忘れずに、目には見えないものを見ることです。

ストレスを力に変えるエクササイズ

他人の苦しみを想像する

苦しくて、孤立感や孤独に苛まれてしまうときには、コモン・ヒューマニティの考え方を試し、人は誰でもつらい経験をしていることを思い出しましょう。

まず、いまのあなたの状況を考えたときに、どんな考えや感情が湧き起こってくるかを感じてみましょう。不安や、体の痛みや、怒りや、失望や、自信のなさや、悲しみなど、自分が感じている苦痛を素直に見つめてみます。

つぎに、「こういう苦しみは、人間なら誰でも経験するのではないだろうか」と考えてみます。あなたと同じように、痛みや、後悔や、悲しみや、不当な仕打ちや、怒りや、恐怖を感じるつらさを、身をもって知っている人がたくさんいます。具体的に誰かのことを思い浮かべるのも効果的です——あなたとまったく同じ状況ではないにしても、同じような苦しみやストレスを感じている人がいるはずです。

その人たちのことを考えて、自然と思いやりが湧いてくるのを感じましょう——みんなそれぞれの状況で、どんな思いを味わっているか、そのことに思いをはせるのです。

では、このコーナーを、思いを共有するためのメッセージで締めくくりたいと思います。

わたしがいちばん好きなのは、この言葉です。

「わたしたちみんなが、自分のなかに潜んでいる力に気づきますように」

ほかにも、わたしの講座の受講生たちが好きな言葉があります。

「わたしたちみんなが、心の平安を見出しますように」

「わたしたちみんなが、周りの人に助けられて、苦しみを乗り越えられますように」

「わたしたちみんなが、自分はひとりではないと実感できますように」

このようにして、ほかの人たちとのつながりを感じることで、自分の心に少しでも希望や勇気を湧き起こしましょう。

助け合いのグループを立ち上げる

レノン・フラワーズは21歳のときに、母親を肺がんで亡くしました。母の死によって、彼女の人生は一変してしまいました。けれども、大学を卒業してカリフォルニアへ引っ越したあとは、あまり母の話をすることができなくなりました。母を知っていた人たちは、遠い東海岸にしかいません。それに母を亡くしたことを誰かに話すと、決まってふたとおりの反応が返ってきました。多くの人は、決まり悪そうにその場を立ち去りました。憐《あわ》れみの表情を浮かべる人たちもいました。口をへの字に曲げ、眉を下げ、頭を軽く振って、お決まりの言葉を口にします――「お気の毒に」

どちらの反応を示されても、孤独を感じました。相手を重苦しい気分にさせ、決まり悪い思いをさせてしまうか、憐れみの目で見られるしかなかったからです。そのうちフラワーズは、母の話は自分の胸にしまっておくようになりました。まるで本当の自分を隠しているようでしたが、それでも話す気にはなれませんでした。

やがて彼女は25歳になり、同僚の女性カーラ・フェルナンデスと一緒にアパート探しに出かけました。ふたりは数カ月前に知り合い、友人としても仲よくなっていました。

その日、ふとしたことから思いがけず、フェルナンデスが父親を亡くしていたことがわかりました。それはこのふたりの女性にとって、このうえなく重要な共通点でしたが、フラワーズもフェルナンデスもその話をさりげなく避けてきたので、こうして何カ月もたつまで、お互いに親を亡くした身であることを知らなかったのです。

それはふたりにとって、大きな気づきの瞬間でした。ふたりとも、ひとりで深い悲しみを抱えていながら、どうしても人にその話をする気になれなかったからです。フェルナンデスは、自分の知り合いで親を亡くした若い女性たちを招いて、パーティーを開くことにしました。4人の女性に声をかけたところ、全員が参加の返事をくれました。

当日、フェルナンデスはスペイン人の父親を偲んで、家族に伝わるレシピでパエリヤを作ってみんなをもてなしました。女性たちはフェルナンデスの家のテラスで食事をし、夜中の2時まで語り続けました。

それは2010年のできごとで、のちに「ディナー・パーティー」の名で知られることになる集まりの、記念すべき第1回でした。現在、「ディナー・パーティー」の活動は全米に広がっています。愛する人を亡くした人がホストとなってパーティーを開くのです。大切な人を亡くしたあとの暮らしについて、安心して語り合える場所がほしいと思っている人なら、誰でも参加できます。

フラワーズとフェルナンデスは、大切な人を亡くして、ひとりで孤独を味わっている人たちが仲間をつくるためのサポートを行う草の根団体として、共同で「ディナー・パーティー」を設立したのでした。ふたりはホームページを通して、ホスト役の希望者と、ゲストとしての参加希望者のマッチングを行います。さらにホストには、参加者が励まされながら、安心して、思っていることを素直に話せるような環境をつくるためのガイドラインを提供します。

ディナー・パーティーは持ち寄り形式で、定員は10名と決まっています。ほとんどは初対面の人たちです。ゲストたちは「会話のきっかけにもなるので、よかったらぜひ、亡くなった方にまつわるお料理を持ってきてください」と連絡をもらいます。お姉さんの好物だったラザニア。奥さんが毎年、結婚記念日に焼いてくれたケーキ。病気のときに、お父さんがいつも作ってくれたスープ……。

ホスト役は夕食のあいだ、さりげなく会話をリードします。ゲストの誰かに話したいことが思い浮かんだら、いつでも話せるように、会話の余地を残しながら。ときには笑いが起こり、涙が流れ、沈黙が訪れます。ディナーの最後にはいつも、ゲストがひとりずつきょうのひとときをふり返り、みんなで集まれたことや語り合えたことについて、感謝の気持ちや感想を述べます。

最近、この団体ではまた別の新しい試みを始めました。大切な人を亡くした人たちと、そういう人の支えになりたいと思っている人たちを、引き合わせるためのディナー・パーティーです。集まったゲストたちは、愛する人を亡くしたあと、周りの人たちがしてくれたことで、なにがいちばんありがたかったかを、ひとりずつ話していきました。

・父の臨終のことだけでなく、父が生きていたころの暮らしぶりをたずねてくれたこと。
・こちらが電話に出なくても、かけ直さなくても、電話をかけ続けてくれたこと。
・亡くなった夫のことを一緒に偲んでくれて、恐れずに夫の名を口にしてくれたこと。
・さりげなくずっと気にかけてくれたこと。

このようなパーティーで録画された体験談のいくつかは、ネット上で共有されており、なっています。

手を差し伸べたいけれど、どうしたらいいかわからない人たちにとって、貴重な情報源と

「ディナー・パーティー」を立ち上げたことで、思いがけず、フラワーズ自身も救われました。フラワーズはわたしにこう言いました。

「大切な人を亡くすと、無力感に襲われることがあります。だからこそ、誰かの役に立てるとうれしいんです。わたしも以前は居場所を失ったような気持ちでしたが、ディナー・パーティーのおかげで、みなさんの役に立てる喜びを感じることができるようになったのは、本当に意義深いことでした」

もっと人とのつながりを感じたい。もっと誰かに支えてもらいたい。もっと気にかけてほしい――そんな気持ちになると、わたしたちはつい、誰かが現れて手を差し伸べてくれるのを、待つしかないと思ってしまいます。けれども、そんなときにもっとも役に立つのは、発想を切り替えて「心の支えが必要なら、自分がそれを提供する側になろう」と考えることです。

「ディナー・パーティー」は、そのようにして助け合いのグループをみずから立ち上げた好例です。フラワーズもフェルナンデスも親を亡くして、ひとり孤独を味わっていました。大切な人を亡くした気持ちを、もっと素直に話したい。ほかの人たちにも、自分たちと一

緒に、安心して胸のうちを語ってもらいたい。そう思ったふたりは、まず自分たちから語り始め、ほかの人たちも参加できる開かれたコミュニティを創ったのです。

最初の一歩を踏み出すのは勇気がいるかもしれませんが、あったらいいなと思うものをまず自分から提供することこそ、自分が探し求めていた助け合いのグループを形成するには最善の方法です。

研究でも明らかになっているとおり、「みんなの役に立つことをしよう」と心がけていると、周りからたくさん助けてもらえるようになります。また、「感謝の気持ちを忘れずに伝えよう」と心がけていると、周りの人に感謝されます。グループの誰もが仲間にとけこめるように気にかけていると、あなたは頼りになる存在として、みんなから慕われます。

第5章のまとめ

ある晩、講座「ストレスの新しい科学」の教室に入って行くと、演台の上に新聞が置いてありました。「ストレスは感染する」という見出しのニュースが地方紙に載っているのを見つけた学生が、授業に持ってきたのです。その記事は、ストレスは「空気感染する病原菌と同じように人にうつる」と主張し、その毒性を受動喫煙の毒性と比較していました。

さらに記事では、ある専門家が、目の前で誰かが苦しんでいるのを見ていた人の体には、ストレス反応が起こったことを示した実験についてふれ、コメントを述べていました。

「ストレスが人から人にあっけなく感染するのには、まったく驚きました」

また、別の専門家は人びとに〝ストレス感染者〟にならないようにと警告していました。

そのあと、同じ研究を採り上げたこんなタイトルの記事も、ネット上で見つけました。

「受動的ストレスがあなたを殺す?」

こういう記事のせいで、「ストレスは害になる」という人びとの思い込みがますます強化されてしまうのだ。おまけに新たな脅し文句まで加わったのか。そう思うと、わたしはぞっとしました。「ストレスを感じている人のそばにいると、有害なストレスに感染してしまう。あなたのストレスも周りの人すべての害になる」と言うのです。

わたしは記事の一部を学生に読んで聞かせ、「つまりこの記事は、どのように振る舞うべきだと言っていますか?」とたずねました。すると、まっさきにこんな答えが返ってきました。

「誰とも関わらないようにする」

つぎの学生はこう言いました。

「ストレスでつらくても、誰にも弱音を吐かない。悩みごとの相談はしない」

さらにいろいろな答えが返ってきましたが、どれも言っていることは同じです。

「苦しんでいる人には近寄らないこと。ストレスを感じている人のそばにいて、うっかりストレスに感染しないように。自分も周りの人にストレスを打ち明けて、迷惑をかけないようにすること」

「ストレスはあなたを殺す」などと脅す記事はよく見かけますが、これほど読んで悲しくなった記事はありませんでした。もしあなたが、さきほどの学生たちの回答のように振る舞ったら、レジリエンスの最大の源であるふたつのことから、自分を切り離してしまうことになります。そのふたつとは、「苦しんでいるのは自分だけではない」と実感すること、そして周りの人たちを助けることです。

ストレスの社会的な面は、恐れるべきものではありません。思いやりと絆を大切にして向き合えば、相手のストレスに感染しても、かえって力が湧いてきます。これまで見てきたとおり、いたわりはレジリエンスをもたらすからです――たとえそのような利他主義が、苦しみから自分を救うための反応であったとしても、他人の痛みを感じて自然に起こる反応であったとしても。

ほかの人の苦しみに心を寄せてストレス反応が起こると、相手への共感が湧き、進んで助けたくなります。それがわたしたちに幸福感をもたらすのです。

またわたしたちは、苦しんでいる姿を周りの人に見られるのを、恐れるべきではありません――助けが必要なときには、なおさらです。

いろいろな意味で、ありのままの自分を見せることはよいことなのです。周りの人も、あなたとのつながりを感じることで孤独感が和らぎます。そして、あなたの力になりたいと思い、思いやりや絆を深める行動を起こすことで、相手も思いがけない喜びを得ることができるのです。

第6章

成長する

――逆境があなたを強くする

これまでの人生で、あなたが大きく成長したのはどんなときでしたか？　前向きな変化が起きたり、新たな目標が見つかったりした、人生のターニングポイントはいつだったでしょうか？

これだという時期が思い浮かんだら、こんどはつぎの質問について考えてください。

「その時期は、ストレスも大きかったと思いますか？」

わたしがワークショップなどでこの質問をすると、ほとんど全員が手を挙げます。やはり多くの人が、人間として成長した時期には、ストレスもかなりあったと考えているようです。

それこそまさにストレスをめぐる矛盾と言えるでしょう――ストレスなどなるべく経験

せずに生きていきたいと思っても、困難な時期こそわたしたちに成長をもたらすのです。「人は逆境によって成長する」という考え方は、目新しいものではありません。おもな宗教や多くの哲学の教えにも、そのような考え方がはっきりと表れています。「どんな試練も乗り越えれば、人はさらに強くなる」ということわざまであるほどです。

最新の科学の知見も、その考え方を裏付けています。たとえば、「あなたは最大のストレス源に対して、どう対処していますか？」という質問に対し、82％の人びとは、「過去につらい経験を乗り越えたことで培《つちか》った強さを発揮する」と答えます。

つまりもっとも望ましくないような経験さえも、前向きな変化につながるということです。多くの場合、逆境はレジリエンスをもたらし、つらいできごとは人間としての成長につながります。

重要なことに、ストレスのそのような効用に注目すれば、学びと成長に役立つことが、研究でも明らかになっています。ストレスに負けずに成長する勇気を奮い起こすには、「この苦しみからも、きっとなにか得られるものがあるはずだ」と信じる必要があります。そして、困難な経験によって成長を遂げたときには、自分のなかに前向きな変化が起こっていることに気づき、喜ぶのが大事です。

とはいえ、あまりにもつらいときには、親しい人などがよかれと思って「どんな試練も乗り越えれば……」などと言ってくれても、自分の苦しい状況のよい面を見つめる気には、なかなかなれないでしょう。

この章で紹介する研究事例や、ストーリーや、エクササイズは、あなたが「成長思考」を育むのに役立ちます。「成長思考」とは、ストレスの多いときでも、人間には成長する能力が備わっているという考え方です。ほとんど希望を見出せないような状況でも、そのような考え方をするためにはどうすればよいか、詳しく見ていきます。

これから何度も繰り返し出てくる重要なテーマがあります。「つらい経験から得られるものがある」といっても、それは強いストレスを感じたトラウマ体験から得られるわけではありません。それはあなた自身のなかから引き出されます——逆境によって生まれる強さや、苦しみを意義深いものに変える、人間ならではの能力によってもたらされるのです。ある意味、ストレスを受け入れるということは、どんなに苦しくて先が見えないときでも、自分にはそういう力があると信じることなのです。

「どんな試練も乗り越えれば、人はさらに強くなる」

マーク・D・シーリーは、ニューヨーク州立大学バッファロー校の心理学者です。シーリーの研究において、人の過去は中心的な役割を果たしています。彼の研究でもっとも有名なのは、2010年に発表された「どんな試練も乗り越える（*Whatever Does Not Kill Us*）」という論文で、かなり物議をかもしました。

シーリーはこの論文で、「トラウマ体験は、うつ病や不安症などの病気のリスクを高める」という定説に異議をとなえたのです。それどころか、過去につらいできごとを経験した人のほうが、そのような病気に対する耐性が高くなることを明らかにしました。「逆境はレジリエンスを育む」と主張したのです。

この驚くべき知見は、2000名のアメリカ人を対象とした4年間の大規模な研究によって確認されました。参加者の構成は、年齢、性別、人種、民族性、社会経済的地位などにおいて、アメリカの人口統計データ上の分布が、正しく反映されたものとなっています。

まず初めに、過去に経験したつらいできごとについて、質問が行われました。深刻な病気やケガ、友人や愛する人の死、経済上の大きな問題、離婚、身の安全が危ぶまれる地域や家庭環境での生活、虐待や性的暴力の被害、火事や洪水などの自然災害による被災など、全部で37項目あります。参加者は過去のできごとを振り返って、当てはまるものをすべて回答します。ひとつの項目に対して複数のできごとを回答してもかまいません。参加者が経験したつらいできごとの数は、平均で8つでした。ゼロと答えた人は全体の8％でした。いっぽう、もっとも数が多かった人は71と回答しました。

シーリーは逆境が及ぼす長期的な影響を調べるため、参加者たちが過去に経験したトラウマ体験の数によって、その後4年間の健康状態を予測できるかに注目しました。ひとつの可能性としては、直接的な悪影響が表れることが考えられます。つまり、逆境を多く経験した人ほど、健康状態が悪化するという可能性です。

ところが、調査の結果表れたのはU型曲線でした——逆境を経験した数が中程度だった人たちが、もっとも健康上のリスクが低かったのです。たとえばうつ病のリスクが低く、健康上の問題がもっとも少なく、人生に対する満足度は逆にもっとも高くなっていました。いっぽう、逆境を経験した数がもっとも少なかった人たちと、もっとも多かった人たちは、いずれもうつ状態になることが多く、健康上の問題も多く、人生に対する満足度は低くなっていました。

多くの人は、人生に逆境などないほうがいいと思っていますが、実際にあまり逆境を経験したことのない人たちは、ある程度つらい経験のある人たちにくらべて、幸福感が低く、健康状態も劣っていました。それどころか、過去に逆境を経験した数がゼロの人たちは、逆境を経験した数が平均的だった人たちよりも、人生に対する満足度がはるかに低かったのです。

そのあとの年次の追跡調査では、最近のストレスにどう対処しているかについて、質問が行われました。前回の調査以来、新たに深刻な逆境を経験したかどうか、もしイエスの場合は、健康状態にどのような影響があったかについても回答を求めました。

新たな逆境を経験した場合、どのような影響が表れたかは、参加者の過去の経験によって異なっていました。過去に多くの逆境を経験した人は、あまり逆境を経験したことのない人にくらべて、うつ状態になったり、新たな健康問題が生じたりすることが少なかったのです。

いずれの調査結果においても、性別、年齢、民族性や人種を問わず、逆境は健康に対して保護効果を発揮していることがわかりました。しかもその効果と、教育や収入のレベル、雇用状態、配偶者の有無等の社会的要因との関連性は見られませんでした。人生でもっともつらい経験は、人によってさまざまであれ、そのおかげで心身ともに強くなれた可能性が高いのです。

では、苦しみに感謝しろと？

以上の研究結果について、シーリーに対する人びとの反応はおおむね好意的でした。過去に苦しんだ経験によって自分は強くなれた、と信じている人たちからは、感謝のメールがたくさん届きました。シーリーの研究のおかげで、自分が身をもって経験し、実感したことを、根拠にもとづいて人に説明できるようになったことが、うれしかったのです。

しかし、シーリーの研究は人の怒りを買う可能性もあります。彼が最初にその論文の掲載を求めて、ある科学雑誌に論文を提出したときには、査読者が、シーリーは児童虐待を肯定していると主張して掲載を拒否しました。その査読者はこう言いました。

「あなたは苛酷な経験が役に立つと言っていますが、それが危険なんです」

わたしもシーリーの研究結果を説明しただけで、同じようなことを言われた経験があります。トラウマ体験者たちの治療やカウンセリングに従事する人びとの会議で、わたしはレジリエンスに関するプレゼンテーションを行い、そのなかでシーリーの研究にふれました。するとほかの講演者の男性が、そのことで公然とわたしを批判しました。まるでわたしが、レイプや虐待などの犠牲者は、成長する機会を与えられたことに感謝すべきだと言っているように聞こえると言うのです。

わたしがそんな反対意見をぶつけられたことを話すと、シーリーは「あなたも大変でしたね」と言いつつ、その解釈をきっぱりとはねつけました。「その問題についてのぼくの見解は、全然ちがうんです」そう言って、シーリーは説明しました。

「実際にそんな苛酷な体験をしたら、壮絶な苦しみを味わうに決まっています。それに、苦しんでいるときには、どうしても悪いことしか目に入りません。難しいのは、悪いこと以外に目を向けることなんです」

シーリーは心的外傷体験を肯定しているわけではありません。ただ単純に、人間の経験において逆境が果たす役割を、解き明かそうとしているのです。トラウマを体験した人の多くが、そんなひどい体験はなかったことにしてしまいたい、と思っていることは、シーリーもよくわかっています。まさかレジリエンスを強化するために、どんどん苦しんだほうがいい、などと言っているわけではありません。

しかし、わたしたちがいくら痛みや苦しみを避けたいと望んでも、トラウマや、喪失や、苛酷な逆境を、まったく経験せずに生きていくのは不可能に近いことです。苦しみは避けようがないのなら、苛酷な体験をしたときには、どう考えるのがいちばんよいのでしょうか?

「ひどいことが起きてしまったら、もう人生はめちゃくちゃで再起不能だと?」

シーリーは自分の研究がその問いに対する明確な答えになると確信しています。

「人間は、逆境でつぶされる運命にあるわけじゃないんです」

過去のつらい経験が自分を助ける

2010年の論文で物議をかもしたあと、シーリーはその研究理論を実験で試すことにしました。逆境を経験したことで、将来のストレスに対するレジリエンスが実際に強化されるのであれば、強いストレスを感じたときに、レジリエンスが目に見えるかたちで表れるのを確認できるはずだ、と考えたのです。

過去につらい経験をしてきた人たちは、苦痛や心理的なプレッシャーに対してどのように反応するでしょうか？　つらい経験があまりない人たちとは、異なる反応を示すでしょうか？

もしあなたがシーリーのレジリエンスの実験の参加者になったら、こんなことを経験します。

研究室に入ると、医師の診察室で見かけるようなプラスチックの椅子に座るように指示されます。すぐそばのテーブルには大きなプラスチックの容器が置かれ、なかには1℃の水が入っています。人間の細胞組織は10℃で凍り始めると言ったら、その冷たさがピンとくるでしょうか？　水温が5℃以下になると、あまりの冷たさに痛みを感じ、皮膚にやけどをしたような感覚をおぼえます。こんな低温の水に全身で浸かったら、1分以内に死んでしまいます。

さて、あなたには水のなかに手を入れ、容器の底の大きな「X」の文字に手のひらで触れるように指示されます。すぐに、手と腕が痛くなってきました。

「できるだけ長く我慢して、水のなかに手を入れたままにしてください」実験の担当者が続けて指示を出します。

「でも、いつやめるかはご自分で判断していただいて結構です。もうこれ以上我慢できないと思ったら、手を引き上げてください。許可は必要ありません」

あなたが水のなかに手を入れているあいだ、担当者が30秒おきに2つの質問をします。

「いまの痛みの強さは、10段階評価でいくつですか?」

「いまの痛みの耐え難さは、10段階評価でいくつですか?」

あなたが我慢できなくなって水から手を引き上げたら、あるいは5分たったら、実験は終了です(5分以上になるとダメージが残る可能性があるため)。

この研究で、シーリーはレジリエンスのふたつの面に興味を持っていました。

・参加者はどれくらい長く痛みに耐えられるか。

・参加者は痛みをどれくらい耐え難く感じるか。

すると今回も、「逆境はレジリエンスを強化する」という証拠が見つかりました。過去に逆境を経験したことがほとんどない人たちは、痛みをもっとも強烈に耐え難く感じ、もっとも早く手を引き上げました。いっぽう、過去に苛酷な逆境を経験した人たちは、いちばん長く持ちこたえました。

また、シーリーは参加者たちに、「痛みを感じていたときは、どんなことを考えていましたか?」とたずねました。逆境をほとんど経験したことのない人たちからは、つぎのような答えが多く聞かれました。

「とにかく早く終わってほしいと思っていました」

「あまりに痛くておかしくなりそうでした」

「こんなのムリ、我慢できないと思いました」

「とにかく痛い、痛い、と思ってました」

このような考え方は、心理学では「破局化」と言い、つらいことがよけいに耐え難くなるだけでなく、我慢できずに諦めてしまう可能性が高くなります。この研究で、参加者がそのような破局的な考え方をしたかどうかに注目すると、「過去の逆境の経験」と「苦痛に耐える能力」の関連性が浮き彫りになります。困難な経験をした人のほうが、あまり破局的な考え方をしなくなり、そのせいで力が湧いてくるのです。


この実験結果は、参加者のストレスに対する反応のしかたを単純なかたちで示したにすぎないとはいえ、実際の生活においても、やはり同じような傾向が見られます。

たとえば、慢性の腰痛に悩む人たちのなかでも、ある程度は逆境の経験がある人は、身体障害が少なく、処方箋の必要な鎮痛剤に頼ることも少なく、病院に行く回数も少なく、障害のせいで働けない状況になることも少ないことがわかりました。体の痛みにもうまく対処し、痛みのせいで生活全体が行き詰まってしまうことは、ほとんどありませんでした。

警察官として採用されるまえに、少なくともいちどは苛酷な経験をしている人たちは、警察官になってから、死亡事故や同僚の警察官の殉死を目撃するなどのトラウマを体験した場合でも、レジリエンスを発揮します。心的外傷後ストレスの症状を訴えることは少なく、むしろつらい経験をしたために「命の大切さが身にしみた」など、前向きな姿勢を示す人が多いことがわかっています。

あなたの打たれ強さを試すかのような苛酷な経験をしたあとは、いつかまた試練が訪れても、きっと乗り越えられると思えるでしょう。苦しんだ経験から学んだことが、役に立つはずです。

ダメージはずっと同じように続くわけではない

シーリーのこの研究には勇気づけられます。「何度もつらい目に遭ったせいで、弱い人間になってしまった」と思い込むのと、「大変なこともあったけれど、逆境を経験したことで、強くなれたのだ」と思うのとでは、大ちがいだからです。わたしも苦しいときには、「これまでもいろんな試練を乗り越えてきたのだから、今回もきっと乗り越えられる」と思って、自分を励ましています。

これがシーリーの研究から学ぶべきポイントのひとつです。ところが、彼の研究結果を見て、U字曲線の右端の部分に注目する人たちがいます――つまり、過去にもっとも多くのトラウマを体験し、いまも強い苦痛に悩まされている人たちが位置する部分です。過去に経験した逆境の苛酷さや数が最高レベルに達している人たちは、中程度のレベルの人たちょりも、うつ状態や健康上の問題が認められるケースが多いことがわかりました。

シーリーの研究をたまたま読んだ人のなかには、U字曲線のグラフの右端を見て、一種の「限界点」のように解釈する人がいます。つまり逆境をあまりにも多く経験しすぎると、人として再起不能になってしまう、という考え方です。

実験データに関するそのような解釈についてどう思うか、わたしはシーリーにたずねました。彼もそのような考え方に賛成するでしょうか？　例の研究は、ある重要な「境界線」が存在する証拠だと思っているでしょうか——つまり、ある程度の逆境を経験するのは役に立つけれど、ある閾値《いきち》を超えてしまったらもう二度と立ち直れない、と考えているのでしょうか？

シーリーの反応は、意外なものでした。彼はまず、「境界線」が存在するという解釈をきっぱりと否定し、彼の研究は「苛酷な経験をするのは、ある程度以内が望ましい」ことを示す証拠だ、という考え方も否定しました。

「ぼくはむしろ、苛酷な経験をした当時は無条件にひどいとしか思えないことでも、ダメージはずっと同じように続くわけではない、という証拠だと思っているんです。そう考えれば、グラフのどこに位置する人にとっても、希望のメッセージがあるでしょう」

さらにシーリーが話してくれたのは、彼の実験方式では、もっとも苛酷な逆境を経験した人びとについては、予測不可能であるということでした。そのような人びとが体験したトラウマは、文字どおりグラフの表示圏外にあるからです。統計上の平均をはるかに超えており、また、そのような経験をした人の数は、いずれの研究においてもごくわずかであるため、彼らのような苛酷な経験をした場合にはどのような影響が表れるかを、自信を持って推測することは不可能なのです。

けれども、そのような人たちを個別に見てみると、実験の参加者のなかでもっともひどい状態にあるかといえば、必ずしもそうではないとシーリーは語りました。なかにはとてもよい状態にある人たちもいるのです。シーリーは言いました。

「もしとてつもない逆境を経験して、二度と立ち直れないほどのダメージを受けたとしても、それを乗り越えられる可能性はかなり残されていると思います。そういうことがよくあると断言はできませんが、たしかに可能なことだと思っているんです」

「成長思考」を育む

大学への入学を控えた13名の生徒たちが、ソファや椅子に座ってわたしのまえに集まっています。そこはサンフランシスコのスポーツ用品店の地下フロア。夏の終わりで、生徒たちはまもなく全米各地の大学へと旅立ち、1年生として大学生活を始めます。この13名は全員「スカラーマッチ（ScholarMatch）」という育英団体に所属しています。サンフランシスコ・ベイエリアの将来有望な生徒たちのために、大学カウンセリングや、奨学金や、メンターによる指導を提供する団体です。

わたしはその日、入学前の「サクセス・ワークショップ」の講師を務めました。大学生活のための実践的なアドバイス（お金の管理のしかたや、教授たちとの付き合い方など）は、プログラムの後半に予定されています。スカラーマッチの1年か2年先輩の大学生たちが、後輩のために役立つ知識やコツを伝授するのです。そのまえのキックオフとして、わたしは「成長思考」をテーマにワークショップを行いました。

スカラーマッチの生徒たちにまず話したのは、スタンフォード大学でわたしがとくに目をかけている学生の話です。わたしはスタンフォード大学で1年生に人気の「心理学入門」（輪講形式）の講義を何年も担当しているため、これまでに何百人もの1年生を教えてきました。なかでもルイスは飛び抜けて優秀です。そもそもの始まりは、彼が最初の試験で落第したことでした。

「心理学入門」の試験を落とした学生には、わたしは必ずメールを送り、ぜひオフィスアワーに研究室に来るようにと伝えます。やってきた学生には、わたしのほかにもTAや、ピアチューター（学生仲間の個別指導員）など、さまざまなサポートが得られることを説明します。しかし、学生の多くはメールの返事すらよこさないため、単位を落とす見込みはほぼ確実になります。返信があった場合でも、ほとんどの学生は言い訳めいたことを書いてきました。サポートを申し出ようというこちらの意図を理解せず、説教されると思っていたのでしょう。

ところが、ルイスは大あわてですぐに返信してきました。猛勉強したのになぜ試験に落ちてしまったのか、理由がわからなかったのです。ルイスは教科書やノートを抱えて研究室にやってくると、「試験問題を一緒に復習して、どこをまちがえたのか確認させてください」とわたしに頼みました。そこで、わたしたちは試験問題を復習したあと、彼の授業ノートを見ながら、さらに効果的な授業の聴き方や、ノートの取り方、教科書を活用した勉強方法などについて話し合いました。

ルイスが研究室にやってきたのは、このときだけではありません。それからも週に一度は訪ねてきました。ときにはほかの授業の話をすることもあれば、自分もようやくスタンフォードになじんできたとか、故郷の家族をがっかりさせたくなかったとか、いろんな話をしてくれました。

最終的に、ルイスはその授業で「B」の成績を獲得しました。長いこと大学で教えていますが、最初の試験を落としたあとに、ここまで見事に取り戻した生徒は、見たことがありません。

さらに、スカラーマッチの生徒たちに伝えたかったのは、わたしも熱心に彼を応援したことです。ルイスが学生寮のレジデント・アシスタント（寮に住みながら寮生の日常生活を支援する学生リーダー）になるために推薦状が必要だったときには、わたしは張り切って書いてあげました。また、彼が夏期の研究奨励金に応募するために推薦状が必要だったときも、自分からその役目を買って出ました。

わたしは本気で彼の後押しをしたかったのです。そう思ったのは、ルイスが逆境をチャンスに変えたからです。彼は最初の試験に落ちた悔しさをバネに、「スタンフォードに合格したのだから、きっとできるはずだ」と自分を信じて、底力を発揮しました。さらに、大学で活躍するために必要なスキルを身につけ、人間関係を築きました。

「みなさんが彼の立場だったらどうですか？」わたしはスカラーマッチの生徒たちに言いました。

「大学に入って最初の試験を落としたことが、結果的に見れば、自分のためにいちばんよかったなんて、想像できますか？」

挫折は避けられないものだと考える

わたしがワークショップのはじめにこのストーリーを紹介したのは、多くの生徒たちが教えられてきた「失敗についての考え方」とは、まったくちがうからです。生徒たちは、失敗はなにが何でも避けるべきだ、さもないと頭がよくないか、能力が足りないと思われてしまう、と思っています。

いまの自分の能力を超えた目標や、新しいことに挑戦するために努力を始めたばかりのときには、ついそのような考え方をしがちです。わたしたちはなにかで挫折するとすぐに、「やっぱり無理なんだ」と思いがちです――うまく行かなかったのは、自分の能力が足りないか、目標じたいがまちがっていたのかもしれない、などと考えます。そのせいで、自信を失くしてはすぐに諦めるという悪循環に陥ってしまうのです。

そこでわたしは、もうすぐ大学生になる生徒たちに、「成長思考」でものごとを考えるための手ほどきをしたいと思いました。「成長思考」では、挫折は避けられないものと考え、障害にぶつかったときには、持てる力を最大限に発揮すべきときが来た、と考えます。

わたしはルイスの体験談を紹介したあと、失敗や挫折は成長をうながすきっかけになることを生徒たちに説明しました。

「みなさんに考えてほしいのは、大学生活で挫折や困難を経験するかどうかよりも、そういうことが実際に起きたときに自分がどうするかです。多くの学生は、論文に批判的なフィードバックをもらったり、試験で失敗したりすることを恐れています。でもちょっと変に聞こえるかもしれませんが、そういう経験はむしろ楽しみにしてもいいくらいです。

壁にぶつかったときは、ルイスのようにみなさんも積極的に、大学で頼りにできる人を探したり、サポートを求めたりしましょう。ルイスはわたしに助けを求め、よりいっそう努力しようと決心しました。彼は最大限の努力をし、わたしもできるかぎりのことをしました。その結果、ルイスは素晴らしい成績を収めただけでなく、心から彼の成功を願って、喜んで応援してくれる味方を得ることができました」

そのあとは、ストーリーを語るエクササイズを行いました。まず生徒たちに、挫折や困難にぶつかっても、がんばり抜くことができたときのことを、思い出してもらいます。たとえば、「成績の悪かった科目で、自分でも誇りに思えるほどよく努力した結果、試験に合格することができた」とか、「不当な扱いを受けても、落胆しなかった」とか、「大事な人とケンカをしてしまったけれど、仲直りすることができた」など、自分の体験をみんなのまえで語るのです。

話したいことを各自に考えてもらったあとで、まずわたしが自分の体験談を語りました。もう少しであやうく大学院を辞めそうになったときの話です。

体験談をシェアする

スタンフォードの大学院に入って1年目の終わりに近づいたころ、わたしは研究室のみんなで1年がかりで集めたデータセットの分析を行っていました。すると、研究室の助手がファイル上の矛盾に気づいて、わたしに問い合わせてきました。

みんなで分析していたファイルを元データに照らし合わせて調べてみたところ、わたし自身が2カ月以上もまえに技術的なミスを犯していたことに気づきました——複数のソースのデータを混合してしまったのです。

わたしのミスのせいで、みんなで分析していたデータファイルの忠実性は損なわれていました。したがって、わたしたちが確認したと思っていた結果は、実際にはどれも正確ではなく、壊れたデータからできたモノにすぎませんでした。

とんでもないミスに震え上がったわたしは、やっぱり自分は博士課程になど向いていないのだ、と思いました。そう思ったのは、そのときが初めてではありません。1年間ずっと、いつか能力の限界が訪れるのでは、と不安でたまらなかったのです。ほとんどの学生たちは誇らしげに、スタンフォードのTシャツやスウェットを着て、授業に出たりキャンパスを闊歩したりしていましたが、わたしはスタンフォードのロゴの入ったグッズはひとつも持っていませんでした。もし中退して大学を去ることになったら、どんなに情けないだろうと想像してしまったのです——だから、スタンフォードのパーカーなど買って、あとでみじめな思いをしたくなかったのでした。

自分のミスを指導教官に報告することほど、つらかったことはありませんでした。いっそこのプログラムから抜けて姿を消してしまえたらどんなに楽だろうと思ったくらいです。けれども、逃げ隠れせずに、わたしは一部始終を報告しました。指導教官は立派にも、ミスをしたわたしを叱責したりしませんでした。それどころか、「わたしも研究者になったばかりのころに、同じような悲惨なミスをしたんだよ」と自分の体験談を話してくれたのです。そのうえファイルの修正に手を貸してくれ、プロジェクトを軌道に戻すのを手伝ってくれました。

さらに研究室の全員が一丸となって、わたしが1年目のプロジェクトを完成させるのを助けてくれたのです。きっと非難されるだろうと覚悟していたのに、むしろみんなはこちらの身になって、思いやってくれました。

こうしてスカラーマッチの生徒たちにわたしの体験談を話したあと、こんどは生徒たちに「数分間で、挫折したときのことを書いてください」と指示しました。どんな経験をしたのか、なぜそれが自分にとって重要なのか。どんな信念や、態度や、強みのおかげで、諦めずに努力を続けることができたのか。そういうことを考えながら、書いてもらいます（わたしの場合は、正直さと勇気を重んじる自分の価値観に従いました）。わたしが指導教官や研究室の仲間に助けてもらったように、みんなも周りの人に助けを求めたり、あるいは底力を発揮したりしたでしょうか？

全員が書き終わると3つのグループに分かれ、ひとりずつ順番に体験談を語りました。すると生徒たちが、人種差別や、勉強での失敗や、家族の問題や、こじれた友人関係など、厳しい状況に直面してもめげずに乗り越えた話を、いくつも聞くことができました。

全員が話し終わったあと、こんどはグループごとに、みんなの体験談からどんなテーマが見えてきたかを発表しました。

1番目のグループは、「いちばん強く感じたのは、コモン・ヒューマニティです」と言いました。一人ひとりの話の内容はちがっても、グループの誰もが失敗や失望や挫折を味わっていたからです。

2番目のグループは、「困難を乗り越えられた最大の要因は、自分から積極的に助けを求めたことだと思います」と発表しました。

3番目のグループは、「逆境を経験したせいで、かえってやる気が増し、もっと努力しようという気になりました」と言いました。

そのワークショップの数カ月後、大学1年生になったスカラーマッチの女子学生から手紙が届きました。そこにはこう書かれていました。

「大学の勉強は難しくて、思っていた以上に大変ですが、わたしはがんばっています。困ったときは助けを求めてもいいんだ、とあのときに学んだからです」

ストレスを力に変えるエクササイズ

逆境からの気づきを書き出す

大きなストレスを感じながらも、諦めずにがんばり抜いたり、大切なことを学んだりしたときのことを思い出してみましょう。そのときの経験によって、自分にどんな強みがあることに気づいたでしょうか？　また、ストレスにはどのように対処すればよいと気づいたでしょうか？

つぎに、タイマーを15分間にセットして、そのときの経験を思い出しながら、つぎの質問のどれか（もしくはすべて）に対する答えを考えて、書いてみてください。

・その状況を乗り切るために、あなたはなにをしましたか？　自分の持っている力や手段をどのように活用し、どのような強みを生かしましたか？　情報やアドバイスやサポートを求めましたか？

・そのときの経験によって、逆境を乗り越えるために、どのような方法を学びましたか?
・その経験のおかげで、あなたは以前よりも強くなりましたか?

ではつぎに、あなたがいま苦しんでいる状況について考えてみましょう。
・いまの状況では、あなたのどんな強みや手段が役に立ちそうですか?
・伸ばしたい長所や、身につけたい対処能力はありますか? もしある場合は、さっそくいまの状況を成長のためのチャンスとして利用しましょう。どうすればそのような長所や能力を伸ばすことができるでしょうか?

トラウマからの前向きな変化

先日、「ストレスの新しい科学」の受講生のカサンドラ・ネルソンが、夫とともにつらい苦しみを乗り越えた体験を話してくれました。許諾を得たので、本人の言葉による全文をご紹介したいと思います。

第2子の妊娠41週目、わたしは赤ちゃんの動きが止まっているのに気づきました。すぐに病院の産科病棟にかけつけましたが、まもなく夫とわたしは、赤ちゃんの心拍はすでに停止していると告げられました。つい前日までは、紙おむつはどのブランドにしようか、などと悩んでいたのに、突然、検死解剖を希望するか、赤ちゃんを火葬にするか、という選択を迫られました。

帝王切開による出産を行い、体重3856グラムの美しい女の赤ちゃんが、ひっそりと身動きもせずに、この世に姿を現しました。娘は新生児用のブランケットにくるまれ、わたしたちの腕のなかに連れてこられました。わたしたちはその子をマルゴーと名付けました。

マルゴーは赤毛で、ほおがぽっちゃりとして、上の娘にそっくりでした。とても安らかで、まるで眠っているような顔でした。さまざまな感情が怒濤のように押し寄せ、胸を締めつけました。わたしたちは娘の小さな手足やくちびるや鼻を見て、「かわいいね」と言いました。夫は「こんなにかわいい子なのに」と、何度もつぶやいていました。やがて看護師が来て、マルゴーを抱いた夫を車椅子に乗せて連れていきました。わたしが縫合処置を受けているあいだ、ふたりは外で待っていました。

家に帰ったあと、わたしたちは体がこわばったように動かないかと思うと、怒りに震え、泣き崩れるといった状態を繰り返しました。そこで、地元の非営利団体に勧められた、HAND（Helping After Neonatal Death）という、新生児死亡を経験した人びとの悲しみを癒すための自助グループに、思い切って参加することにしました。

そうしてほかの夫婦たちの体験談を聞いていくうちに、亡くなった娘の思い出を胸に刻みつつ、歩みをとめずに前に進んでいくすべを見出しました。HANDの人たちとつながれたことで、わたしたちは将来に対する不安が鎮まり、希望を持つことができるようになりました。こうしてわたしたちは思いがけない局面を迎え、新たな一歩を踏み出しながら、ようやく必要な力が湧いてきたように感じました。

娘の死によって、夫とわたしの生活には大きな変化が起こりました。面倒な友人たちとは会わなくなりました。そのいっぽうで、昔からのいい友人たちとの絆は強まり、新しい、素晴らしい友人たちとの出会いにも恵まれました。自分たちにとってなにが大切か、以前よりもはっきりとわかるようになりました。

わたしは赤ちゃんの命を守り切れなかった自分の体を、許せるようになりました。そして、ヨガをしたり、絵を描いたりしているうちに、自分の体をまた愛せるようになりました。夫は栄養と運動に気をつけて、体をいたわるようになりました。彼は40歳を過ぎましたが、20代のころより健康なくらいです。わたしは挑戦しがいのある職務のオファーを受け、承諾しました。娘を亡くすまえだったら、きっと考えもしなかったことです。それから、わたしは心のケアも始めました。ユダヤ教について学び始め、やがて改宗しました。

わたしたちは勇気を出して、もうひとり子どもをつくる決心をしました。ときには不安になり、受精能の問題にも悩まされましたが、諦めませんでした。そしてとうとう、わたしは妊娠し、胎児は順調に育ってくれ、わが家の第3子として、元気な男の子が生まれたのです。

夫もわたしも、多くの人への思いやりが深まったのを感じました。長男が生まれたあと、わたしたちは、出産前もしくは出産後に赤ちゃんを亡くした人たちのために、悲しみを癒すためのミーティングを開き、まとめ役を引き受けるようになりました。わたしたちが経験したとおり、つらく苦しい思いをしている人たちの助けになりたかったのです。

また、ふたりとも、お互いに対する思いやりが深まっていくのを感じました。以前にも増してお互いのことをまめに気にかけ、いたわりました。以前は不安や怒りや苛立ちの原因になっていたつまらないことは、もうどうでもいいと割り切って、気にしないことにしました。そうなるとますます、わたしたちの人生はどんなに恵まれているかを実感し、深い感謝と喜びで満たされ、ともに過ごす時間がかけがえのないものに思えます。娘を亡くした経験によって、自分がどれだけ成長したかを振り返ることがあります。

あの子が亡くなってからも、人生がどれだけ素晴らしいものになったかと思うと、ときには罪悪感をおぼえることもあります。でもそんなときは、天からのささやきが聞こえてきます――あの子の魂はかたときも離れず、わたしとともにあり、わたしを励ましてくれている、と。

そう思うと、もっと精いっぱい生きようという思いが湧いてきて、人生のつらさも受け入れられるようになります。精いっぱい生きていると、娘のぶんもがんばって生きているんだと思えます。娘の命はこの世に誕生するまえに失われてしまいましたが、わたしの胸の灯《ともしび》となって、いまも明るく照らし続けてくれています。

現在、カサンドラは42歳。子育てをしながら科学捜査官の仕事をこなし、カリフォルニア州サンマテオで、ＨＡＮＤのボランティア活動を続けています。カサンドラのストーリーは彼女のものであると同時に、トラウマや喪失を経験した多くの人びとの体験談と相通じるものがあります。トラウマや喪失の経験は耐え難いほどの苦しみをもたらしますが、そのいっぽうで、前向きな変化をもたらします。

心理学ではこのような現象を**「心的外傷後成長」**といいます。「心的外傷後成長」は、暴力、虐待、事故、自然災害、テロ攻撃、命に関わる病気、さらには長期の宇宙飛行など、ありとあらゆる身体的トラウマや精神的トラウマの体験者によって報告されています。

また、発達障害のある子どもの世話や、脊髄《せきずい》損傷による肢体《したい》不自由や、トラウマに対するカウンセリング業務や、慢性の病気などにより、ストレスにつねにさらされている人たち、さらにはレイプの被害者や戦争捕虜など、もっとも苛酷なトラウマを体験した人びとについても、「心的外傷後成長」の事例が報告されています。

「心的外傷後成長」の事例は、子どももおとなも年齢を問わず、アメリカ、カナダ、オーストラリア、イギリス、ノルウェー、ドイツ、フランス、イタリア、スペイン、トルコ、ロシア、インド、イスラエル、イラク、中国、日本、マレーシア、タイ、台湾、チリ、ペルー、ベネズエラなど、多くの国々や文化圏で確認されています。

人びとがトラウマ体験によってどのように成長したかを表現する言葉には、ネルソン夫妻が経験したのと同じような変化が見られます。

・以前よりも周りの人たちに対する親しみを感じるようになり、思いやりが深まった。
・自分は思っていた以上に強いことがわかった。
・以前よりも自分の人生が価値あるものに思えるようになった。
・信仰心が強くなった。
・新しい生き方を確立することができた。

心的外傷後成長がどれくらい一般的なのかを推定するのは難しいとはいえ、決してめずらしいことではありません。テロ攻撃にさらされたイスラエルの若者たちの74％には、心的外傷後成長が確認されています。ＨＩＶ／エイズの女性患者の83％は、診断や病気をめぐって、自己の成長を実感しています。また救急隊員の99％は、任務遂行中にトラウマを体験したことで、成長を実感しています。心的外傷後成長の研究についての２０１３年の報告書では、つぎのように述べています。

「成長は、並外れて優れた人びとのみに見られる現象ではない」

苦しみ自体によいことがあるわけではない

心的外傷後成長は、人がトラウマの影響などまったく受けず、逆境からすぐに立ち直るということではありません。心的外傷後成長をとげた人びとが、自分自身や人生に前向きな変化が表れたことを実感したからといって、苦しみを感じなくなったわけではありません。

２０１４年に42の研究事例について行われた分析では、心的外傷後の苦痛が深刻な場合ほど、心的外傷後成長の度合いが大きい傾向にあることがわかりました。それによって、多くの研究者たちは、心的外傷後の苦痛と心的外傷後成長は、独立した無関係の現象ではないと信じるに至りました。それどころか、心的外傷後の苦痛は心的外傷後成長のエンジンであると主張しています。心的外傷後の苦痛は、前向きな変化につながる心理的プロセスを引き起こすのです。

ジェニファー・ホワイトの場合が、まさにそうでした。2011年7月、彼女が23歳のとき、母親のジョーニーが自殺で亡くなりました。母の死後2年たっても、ジェニファーは深い悲しみから脱け出せずにいました。母の遺灰をテキサス州の池にまいたあとは、セラピーに通ったり、遺族のサポートグループに参加したり、自殺に関する認識を高めるためのウォーキング大会に参加したりしました。

しかし、どんなことをしても怒りは消えず、悲しみは癒えませんでした。母の死を防ぐことはできなかったのだろうか、と自責の念に苛まれ続けました。どうにかしてもういちど母とのつながりを取り戻したいと思うと、胸がはり裂けそうでした。

そんなある日、ジェニファーは、地元ロサンゼルスの小学校でペンキ塗りをするボランティア募集の広告を見かけました。それを見た彼女は、両親がテキサス州ガルベストンのジョン・シーリー病院で出会った、なれそめのエピソードを思い出しました。当時、母は看護師で、父は外科の研修医として勤務していました。母が小児病棟の壁にセサミストリートのキャラクターを描くボランティア活動に参加した日に、ふたりは出会ったのです。

少しでも母を近くに感じたくて、ジェニファーは小学校のペンキ塗りに参加することにしました。当日、小学校に行ってみると、彼女が任されたのは少し退屈な仕事でした――建物の側面の半分を占めている鉄格子の古いペンキを剝《は》がす仕事です。ジェニファーは小さなヘラを使って、何時間もペンキを剝がし続けました。ほかの人たちがお昼の休憩に行ってしまったあとも、休まずに続けました。それが終わると、今度は鉄格子を明るいブルーのペンキで塗り直す手伝いをしました。

母が亡くなって以来、その数時間ほど、母とのつながりを強く感じたことはありませんでした。

「たしかに母がそこにいるのを感じたんです」ジェニファーは言いました。

「母が生きていたら、きっと一緒にやっていたでしょうから」

そのとき初めて、希望を感じることができました。母は亡くなってしまったけれど、これからも、こうして母とつながっていられるんだ、と思えたのです。

その日が、ジェニファーにとってのターニングポイントでした。その後まもなく、彼女は「ホープ・アフター・プロジェクト」という小さな団体を立ち上げました。愛する人を亡くした人たちが、亡き人を偲びながら参加する奉仕活動の企画を手伝うグループです。

これまでに企画したのは、ニューヨークのイースト・ハーレム地区のコミュニティガーデン・プロジェクトや、ロサンゼルスの「キトン・レスキュー」（仔猫の保護収容施設）への訪問ボランティアや、国外に派遣されているアメリカ軍兵士たちへの救援物資の箱詰め・送付プロジェクトや、カンザス・シティにある米国がん協会の「希望の家《ホープロッジ》」で暮らすがん患者のための一日ボランティア（掃除と料理）などさまざまです。

ジェニファーはプロジェクトの資金集めを手伝います。故人の家族や友人たちは招待を受けて、ボランティア活動に参加します。「ホープ・アフター・プロジェクト」の主催者となった現在の生活は、ロサンゼルスで女優をしていたころの暮らしとは、１８０度変わった、とジェニファーは言っています。

ただし、このような前向きな変化を起こし、人生に新しい意味を見出せたのは価値あることであっても、母を亡くした悲しみや苦しみがそれで消えるわけではない、とジェニファーは言い添えました。

「母を亡くすまえの自分よりもいまの自分のほうが好きですが、だからといって、母が生きていてくれたら、と思わないはずがありません」

また、慎重を期してこうも言いました。

「母の死がよいことだったとは思いません。そこに何らかの意味を見出すことができたのはよかった、ということです」

このちがいは非常に肝心であり、「逆境によって強くなる」ということを理解するうえで、もっとも重要なことのひとつです。心的外傷後成長の研究結果が示しているように、苦しむことじたいには、よいことなどありません。それに、トラウマ体験がすべて成長につながるとは限りません。苦しみによって成長するときには、成長の糧となるものはあなた自身のなかにひそんでいます――それはあなたの長所や価値観、そして逆境のよい面を見つめようとするあなたの態度です。トラウマじたいは成長の糧にはなりません。

逆境のよい面を見つめる

さて、これまでわたしたちは、逆境はレジリエンスを強化し、トラウマの体験は成長につながる可能性があることを見てきました。さらに、過去のつらい経験もそのように役に立つと考えれば、ストレスを感じてもがんばり抜くことができるでしょう。

しかし、まさにいま大きなストレスにさらされている場合は、どうなのでしょうか？　逆境のさなかでも「逆境によって成長できる」と信じれば、効果はあるのでしょうか？

それを確かめるためのひとつの方法は、ストレスの多い状況にある人に対して、いまの状況にもよい点があると思うか、たずねてみることです。その人がよい点もあると答えた場合、それはよい結果につながるのでしょうか？

答えは「イエス」のようです。初めて心臓発作を経験したあとに、「ものごとの優先順位が変わった」「命のありがたさが身にしみた」「家族との絆が強まった」など、よい面を見出した人たちは、心臓発作を再発する可能性が低く、８年後の生存率も高いことがわかりました。

ＨＩＶ陽性の女性のなかで、「以前よりも健康に気をつけるようになった」「ドラッグの使用をやめる決心をした」など、ＨＩＶ陽性の診断を受けたことでよい変化が起こったことを実感している人たちは、免疫機能が高く、５年後の追跡調査をすぎてもエイズで死亡する確率が低いことがわかりました。

また、慢性の痛みや病気がある人でも、苦しみのなかにもよい面を見出せる人たちは、身体機能が徐々に回復する傾向にあることがわかりました。

いずれの研究においても、参加者として選ばれたのは、最初の時点で健康状態のよくなかった人ばかりでした。したがって、健康状態がわりとよいから、自分の抱える病気のよい面を見出せたのではありません。そうではなく、まずよい面を見つめようとしたことが、健康状態の改善につながったのです。

ストレスのよい面を見出すことは、体の健康状態の改善につながるだけではありません。うつ病になりにくくなり、周りの人との絆も強まります。たとえば、パーキンソン病の夫や妻の介護をしている人で、そこによい面を見出し、「以前よりもずっと忍耐強く、寛容になった」「強い目的意識を持てるようになった」と答えた人たちは、結婚生活に対する満足度が高く、相手も同じように感じていることがわかりました。

10代の糖尿病患者たちの場合、ストレスによい面を見つけることによって、うつ病のリスクが下がるだけでなく、血糖自己測定や食事制限などをきちんと実行することがわかりました。

またアメリカ軍の兵士で、派遣任務によい面を見出し、「今回の派遣任務によって、以前よりも自分の能力に自信を持てるようになった」「勇気を示すことができた」と思っている人たちは、ＰＴＳＤやうつ病を発症しにくいことがわかりました。そのような健康面での効果がもっとも強く表れたのは、戦闘状態やトラウマの経験がもっとも多い兵士たちでした。

困難な状況でもよい点に目を向けることは、なぜ役に立つのでしょうか？　最大の理由は、逆境のよい面を見つめれば、対処のしかたが変わるからです。いわば、典型的なマインドセット効果です。厳しい状況でもよい点を見つける人たちは、人生に対する目的意識が強く、将来に希望を持ち、現在のストレスにもきちんと対処できる自信を持っている人が多いことがわかっています。ストレスの予防になることを積極的に行い、周囲のサポートも上手に利用しています。ストレスから逃げるための回避的な対処方法には、ほとんど頼りません。

体の反応にもちがいは表れます。苦しみのなかにもよい点を見出せる人たちは、ストレスに対する体の反応が健康的で、回復も早いことが実験によってわかりました。

以上の理由で、「ベネフィット・ファインディング」（逆境のなかにも、よい点や得るものがあると考えること）は、根拠のない魔術的思考とはまったく異なり、うつ病や心臓病のリスク低下、免疫機能の強化、結婚生活に対する満足度の向上など、さまざまな効果につながるのです。

けれどもいま、この研究について書いていながらも、わたしは「ベネフィット・ファインディング」という用語には違和感をおぼえます。「心的外傷後成長」という考え方や「どんな試練も乗り越えれば、人はさらに強くなる」ということわざに対して、異議を唱える人たちに違和感をおぼえたのと同様です。「ベネフィット・ファインディング」という言葉は、わたしの耳には、現実の苦しみから目をそらすための、おかしなポジティブ思考のように聞こえます。「痛みや喪失の苦しみを感じなくてすむように、ものごとの明るい面を見ましょう」とでも言われているような感じがするのです。

しかし、わたしのアレルギー反応はともかくとして、この実験が示しているのは、「いちばん役に立つ考え方は、とにかく楽天的に、悪いこともすべてよいことだと考えることだ」ということではありません。そうではなくもっとも役に立つのは、困難に対処していくうちに、よい点に気づく能力です。

実際、ものごとのよい面も悪い面も認識できるほうが、よい面だけ見つめようとするよりも、長期的に見た場合には、よい結果につながります。たとえばテロ攻撃に遭遇した直後に、「生きていることを当たり前だと思わなくなった」など、前向きなことだけを口にする人よりも、否定的なことも前向きなことも述べる人のほうが、「心的外傷後成長」が持続することがわかっています。

医療をめぐる不安についても同じことが言えます。命に関わる病気を経験した人たちやその介護者は、「いまこの瞬間を大切に生きることを学んだ」といったよい面だけでなく、体の疲れや将来に対する不安を感じるなど、悪い面についても述べる人のほうが、個人的な成長や、介護を通じた人間関係の深まりが持続することがわかっています。

よい面に目を向けると自制心が強まる

とはいえ、自分以外のほかの人に対して、困難な状況でもよい面に目を向けるように促すのは、なかなか大変なことです。しかし、そうすることで、人びとの日常的なストレスだけでなく、もっとひどい苦しみもプラスに変えられることが、研究によって明らかになってきました。

マイアミ大学のある研究では、実験の参加者たちに「誰かに傷つけられたときのことを思い出してください」と指示しました。参加者たちは、浮気をされたり、ふられたり、ウソをつかれたり、批判されたりといった、生々しい、つらいできごとを思い出しました。つぎに参加者たちは、その経験によって人生がどのようによい方向へ変わったか、あるいは、その経験のおかげで以前よりもよい人間になれたと思うか、20分で書くように指示されました。つらい経験をそのような観点から振り返って書いてみると、参加者たちは以前ほど心をかき乱されなくなりました。相手を許す気持ちが強くなり、復讐《ふくしゅう》してやりたいという思いが弱まりました。また、その相手や、つらいできごとを思い出させるものを避けたいという気持ちも弱まりました。

さらに驚いたことに、ミシガン州ホランド市のホープ大学で行われた別の研究では、このマインドセット介入を2分間で行ったところ、つらいできごとを思い出したときに、やはりプラスの変化が表れることがわかりました。その研究では、参加者はつぎのエクササイズを行うように指示されました。

これからの2分間でつらい経験を振り返るのは、あなたが成長し、学び、強くなるための機会だと思ってください。つらい経験によって学んだと思うことを考えてみましょう。たとえば、「自分自身に対する理解が深まった」「ものごとの本質が見えた」「人間関係が改善された」などです。その経験によって自分がどんなものを得たかを考えながら、頭に浮かんでくる考えや、感情や、体に表れる反応に、しっかりと注意を向けてみましょう。

2分間の振り返りのあいだ、参加者たちは、顔の筋肉の動きを測定するための筋電図検査装置につながれていました。すると、実験前にただつらい経験を振り返るように指示された対照群の人たちとくらべて、先ほどの指示のとおり、つらい経験から得たものについて考えた人たちのほうが、眉の部分の緊張が少なく、大頬骨筋《だいきょうこつきん》の動きが活発なことがわかりました。大頬骨筋は頬にある筋肉で、口角を引き上げて笑顔をつくります。つまり、うれしそうな顔をしていたのです。

心臓血管の反応にもちがいが表れていました。よい面を見つけようとせずに、ただつらい経験を振り返った場合には、典型的な「脅威反応」が起きていました。つまり、心拍数や血圧が上昇していたのです。しかし、つらい経験から得たものについて考えた場合には、心臓血管には「思いやり・絆反応」が起こりました――これは感謝やつながりを感じたときと同じ状態です。

さらには、参加者たちの気分にもちがいが表れました。2分間の振り返りのあと、参加者たちは怒りが弱まり、喜びや感謝の気持ちが強くなって、以前よりも許せる気持ちになったと報告しました。そして重要なことに、自制心も強くなったと感じていました。「ベネフィット・ファインディング」が能動的対処につながるおもな原因のひとつは、自制心が強化されることだと考えられています。これとは別のいくつかの研究では、このような変化が起こるとき、脳ではどのような現象が起きているかを明らかにしています。「ベネフィット・ファインディング」は、積極的なやる気や能動的対処をつかさどる脳の左前頭葉の活性化に関係があることがわかりました。

うつ状態も軽減させる

また、長期間で行うマインドセット介入もあります。たとえば、困難な状況にある人びとに、数週間にわたって毎日、つらい状況のなかでもよい面について考えたり書いたりするように指示します。紅斑性狼瘡《こうはんせいろうそう》や関節リウマチなどの自己免疫疾患のある成人を対象に、このような介入実験を行ったところ、参加者たちは疲労感や痛みが弱まったと報告しました。なかでも、介入前にもっとも不安で苦しんでいた人たちは、健康状態がもっとも改善しました。

がん患者の女性たちが、がんを患ったことで得たものについて思ったことを書いたところ、その後は苦痛が減り、がん治療で通院する回数も減ったことがわかりました。さらに、ストレスから逃げるために、否認や気晴らしなどの回避的な対処方法に頼っていた女性たちには、介入による苦痛軽減の効果がもっとも大きく表れました。

別の介入実験では、アルツハイマー病の家族を介護している人たちに、介護をするなかでうれしかったことやよかったことを、オーディオ日記に記録してもらいました。毎晩、その日の介護で励みになったことをひとつは見つけ、自分で録音しながら1分間、そのことについて語ります。

その研究の開始時には、参加者は全員、軽度から中程度のうつ状態でした。ところが、オーディオ日記をつけ始めてから数週間後には、参加者たちのうつ状態は著しく軽減していたのです。

このように毎日の介護で励みになったことを見つける練習は、ストレスマネジメントに重点を置いた「思いやり」を育むための介入よりも、うつ状態を軽減する効果が高いことがわかりました。

ベネフィット・ファインディングを行うときの注意点

これらの研究において、最初、参加者たちは戸惑い、指示の意味さえ理解しかねました。「がんになって得たものを書けって?」「アルツハイマー病の夫の世話をしていて、よかったと思うこと?」最初はみんな書くこともしゃべることも、なかなか思いつきませんでした。

しかしいずれの介入でも、やがて参加者たちは、その意味や価値に気づきました。介入の効果がもっとも大きく表れたのは、不安や回避傾向やうつ状態に陥っていた人たちでした。よい面を見つめても困難な状況じたいは変わりませんが、以前のように苦痛だけでなく、希望も感じられるようになります。

このように「ベネフィット・ファインディング」は、困難な状況に対処するのに役立つことが科学的に証明されていますが、自分以外のほかの人には、うかつに勧めてはいけない方法です。ある受講生の言葉が、強く印象に残っています。

「もし誰かに、ご主人が亡くなってつらいだろうけれど、よかったと思えることも見つけなさいなんて言われたら、地獄へ落ちろ、と言ってしまうかもしれません」

それもそのはずです。「ベネフィット・ファインディング」の訓練を受けたセラピストたちでさえ、患者に対しては、苦しみのなかのよい面を見つめるよう無理強いしないように指導されています。患者が自分から苦しみのなかのよい面について話し出したら、セラピストは余計な意見を差し挟まずに、だまって耳を傾けるのです。

けれども、誰かに強制されたのではなく、自分の意思で「ベネフィット・ファインディング」を行った場合は、大きな効果が表れます。もし試してみたいと思ったら、手始めに334ページのエクササイズをやってみましょう。

これは何でもポジティブ思考で考えようとするのではなく、同時に逆の考え方もできるようになるための練習だと思ってください。苦しい気持ちを無理に抑えようとしたり、自分の失敗や挫折を「たいしたことではない」などと思い込んだりする必要はありません。ただほんの少しのあいだ、困難な状況に対処するなかで気づいたよい点や、自分自身のよいところに、意識を向けて考えてみるのです。

よく訊かれるのが、「ストレスを感じるどんなできごとにも、よい面を見つけることは可能か」という質問です――たとえば渋滞にはまったときでも、よい面はあるのでしょうか？

探せばあるかもしれませんが、ちょっとイライラする程度のことでもよい面を見つけようとするのはどうかと思います。そういうつまらないことで成長や前向きな変化が望めるとは思えないからです。どうでもいいことにまで無理によい面を見つけようとすると、本質的な答えを見失ってしまいます。それに、すべてのトラウマによい面があるわけではありません――ですから、苦しいことをすべて無理やりに、前向きに解釈しようとすべきではないのです。

「ベネフィット・ファインディング」が最大の効果を発揮するのは、あなたが大きなストレスを経験して、深い影響を受けたときです。また、あなたの力ではどうにもできず、変えることも、逃げることもできない状況においても、とくに役立ちます。そういうときは、「よい面なんて見つかるわけがない」と最初は思うかもしれませんが、まさにそのようなときこそ、成長や前向きな変化を本気で望めば、大きなストレスを力に変えることができます。

ストレスの多いできごとを振り返って、よい面を探してみようと思っても、最初のうちはなかなか難しいかもしれません。考え方を変えようとする場合は、どんなときでも同じですが、新しい考え方にすぐになじめなくても当然です。つぎのエクササイズを行って、まるで自分の受けた損害や苦しみが否定されているように感じる場合は、とくに難しいかもしれません。あなたがもしそう感じるようなら、数分間そのできごとを振り返りながら、痛みや苦しみなど、自然に湧き起こってくる感情や考えを書いてみるとよいでしょう。

つぎに、もし気が向くようなら、これから自分がどのような成長や前向きな変化を経験したいか、数分間で書いてみましょう。この先いつか、あなたはどんな変化や成長をとげたいと思いますか？

ストレスを力に変えるエクササイズ

逆境のなかでもよい面を見つける

いま現在の困難な状況や、最近、強いストレスを感じたことを思い出してみましょう。そのような状況を経験したことで、なにか得たものはあったでしょうか？　あったとしたら、そのおかげであなたの生活はどのようによくなったでしょうか？　困難な状況に対処しようとした結果、あなた自身に前向きな変化はありましたか？

つぎに挙げるのは、苦難や喪失やトラウマに対処するなかで、多くの人が経験した前向きな変化の例です。あなた自身にも当てはまるものがあるかどうか、考えてみましょう。

・自分の思いがけない強みに気づいた

困難な経験をしたことで、あなたの思いがけない強みがどのようなかたちで表れたでしょうか？　そのような強みに気づいたことで、自分自身や自分の能力についての考え方は変わりましたか？

困難な状況への対処を迫られた結果、あなたはどのような成長や変化をとげたでしょうか？　自分のどのような強みを生かして、困難に対処しましたか？

・人生はかけがえのないものだと思うようになった

以前にも増して、人生はかけがえのないものだと感じますか？　日常の暮らしに大きな喜びを感じますか？　以前よりも、ささやかなできごとをゆったりと味わえるようになりましたか？　意味のあるリスクなら積極的に取ろうと思いますか？　自分が喜びを感じるものや、自分にとってもっとも重要なものに、以前よりも時間やエネルギーを費やすようになりましたか？

・精神的な成長をとげた

困難な経験をしたことで、あなたは精神的にどのように成長しましたか？　信念を新たにしたり、あなたにとって大きな意味のあるコミュニティとつながったりしたでしょうか？　宗教やスピリチュアルなものに対する理解が深まったり、信仰を深めたいという気持ちが強まったりしましたか？　以前よりも賢明な判断ができるようになり、ものごとを広い視野で見られるようになりましたか？

・社会的なつながりや周りの人たちとの関係が深まった

困難な経験をしたことによって、友人や家族やコミュニティの仲間との絆はどのように強まりましたか？　以前よりも、ほかの人たちの苦しみに共感できるようになりましたか？　周りの人たちとの関係に前向きな変化を起こしたくなりましたか？

・新しい可能性や方向性を見出した

困難な経験をしたことで、人生にどんな前向きな変化を起こしましたか？　新しい目標ができましたか？　以前は考えもしなかったことに、時間を使うようになりましたか？　新たな目的意識が芽生えましたか？　つらい経験を生かして、ほかの人たちを助けられるようになりましたか？

成長やレジリエンスに感染するには

2002年、国際的なオンライン新聞『クリスチャン・サイエンス・モニター』の記者、メアリー・ウィルテンバーグ（当時26歳）は取材のため、スー・ムラデニックの家に1週間滞在しました。スーは4人の子どもの母であり、さらに1歳の女の子を養子に迎えるため、まもなく北京へ向かう予定でした。

じつは、スーは夫を亡くしていました。夫のジェフ・ムラデニックは、2001年9月11日の朝、ボストン発ロサンゼルス行きアメリカン航空11便に搭乗していたのです。ウィルテンバーグがムラデニック家を訪ねてきたのは、アメリカ同時多発テロ事件の1周年の記事を書くため――事件の1年後、ひとりの女性がどのように暮らしているか、その姿を伝えるためでした。

ウィルテンバーグがはっきりと覚えているとおり、事件で夫を亡くしたスーの悲しみや苦しみは、いまにも堰《せき》を切ったようにあふれ出しそうでした。夜はほんの数時間もまともに眠れませんでした。スーパーでジェフの好物のクッキーを見かけたりするたびに、深い悲しみに襲われました。いちばん下の小さい娘を動物園へ連れて行くようなこともなくなりました――あちこちで幸せそうな家族連れを目にするのが、つらかったからです。

多くの人がよかれと思って「でもいまはきっと、ご主人も安らかに眠っていらっしゃるわよ」などと言うのを聞くと、スーはなぐさめどころか怒りをおぼえました。

9・11から1周年を迎えたスーの姿を描いたウィルテンバーグの記事は、つぎのように始まります。

「寝室から出たのは5日後のことだった。一緒に寝ていた夫のぬくもりが残っていそうなシーツをようやく洗う気になったのは、10カ月後のことだった。ジム通いをしていた夫のバッグから、汚れた靴下を取り出したのは、1年後のことだった」

喪失によって打ちのめされた家族の姿を、赤裸々に描いた記事でした。スーがどうにか生きているのは、夫のジェフとふたりで養子に迎えることを決めた小さな女の子を含む、5人の子どもたちに対する責任があるからでした。

記事の原稿を送ったあとも、ウィルテンバーグの胸には、ムラデニック家の人びとがいまも味わっている苦しみが、ひたひたと迫ってきました。その後しばらくのあいだ、ウィルテンバーグは旅客機が撃墜される悪夢に悩まされました。

2011年、ウィルテンバーグは上司の編集者に、もういちどムラデニック家の人びとを取材する気はないか、と打診されました。9・11から10年後、彼らはどうしているでしょうか？　ウィルテンバーグは「やります」と即答しました。

10年ぶりに再会したムラデニック家の人びとは、いまもジェフの死を悼みながらも、前進していました。スーは中国からふたりの女の子を養子に迎え、孫も誕生していました。2002年には、スーはテロ事件から1周年を迎えるのを恐れていましたが、2011年には、その日は一家の大切な記念日になっていました。毎年9月11日には、「チーム・ムラデニック」のみんなが集まって、なつかしいジェフを偲ぶのです。

10周年には、総勢15名のムラデニック家の人びとは「9・11メモリアルミュージアム」を訪れ、ジェフの名誉をたたえて、ニューヨーク市の5キロのロードレースに参加する計画を立てていました。

スー・ムラデニックはウィルテンバーグに、2002年にくらべれば、怒りの感情は和らいでいると語りました。スーは遺された家族とともに人生を立て直し、子どもたちがずっと父親のことを忘れないように、心を砕いてきました。またスーは、ジェフと一緒に取り組んできた社会的な活動に参加することで、人生に新たな目的意識を見出すことができました。苦しみは消えることなく、いまだに深い悲しみに襲われ、どうしようもないときもありますが、スーは人生に意義を感じ、しっかりと未来を見据えようという強い思いを持っています。

ウィルテンバーグにとって、ムラデニック家の人びととの10年後を取材した記事は、生々しい悲しみと理不尽な悲劇の物語のその後を描くための重要な記事でした。今回も20

02年のときと同じように、ウィルテンバーグは彼らの人生の物語を記事にまとめながら、心理的に大きな影響を受けましたが、今回は悪夢を繰り返し見たりせず、希望で満たされました。

「誰でも、とくにわたしのように、それほど大きな喪失体験をしたことのない人間は、彼らのストーリーから学ぶところが多いと思うんです」ウィルテンバーグがわたしに語りました。

「わたしたちはみんな、何らかの傷を負っています。ほとんどの人にとって大きな問題は、そういう傷を抱えながらも、あるいはまだ傷が痛くても、どうしたらよい人生を送れるか、ということではないでしょうか。わたしたちはみんな心に傷を抱えながら、どんなふうに生きていくべきか、その答えを見つけようとしているんだと思います」

回復のストーリーを報道する

ウィルテンバーグがムラデニック家の人びとの10年後を取材した記事は、「回復の物語《リストラティブ・ナラティブ》」という新しい形式のジャーナリズムの一例です。「回復の物語」では、トラウマや悲劇を報道する通常のアプローチは採りません。衝撃的な事件の直後に恐ろしいことばかり報道するのではなく、成長と癒しのストーリーを伝えるのです。

わたしたちが日ごろメディアで見かけるニュースは、健康に大きな影響を及ぼしています。ある大規模なアメリカの調査では、「日常的なストレス」としてもっとも多かった回答のひとつが、ニュースを見ることでした。強度のストレスを感じていると答えた人のうち、40％の人びとは、ニュースを見たり、読んだり、聞いたりすることが、生活の最大のストレス源になっていると答えました。

ニュースのせいで感じるストレスは、生活によるストレスとちがって、絶望感をもたらすという特徴があります。自然災害やテロ攻撃のあとでテレビのニュースを見ていると、うつ病やＰＴＳＤを発症するリスクが高まることが、これまでも多くの研究によって明らかになっています。あるショッキングな研究では、２０１３年のボストンマラソン爆弾テロ事件のニュースをテレビで6時間以上見た人たちは、実際に爆弾テロの現場に居合わせて、直接的な影響を受けた人たちよりも、ＰＴＳＤを発症するリスクが高いことがわかりました。

人びとに恐怖や絶望感を植えつけるのは、ニュース番組だけではありません。悲劇やトラウマや脅威の物語は、さまざまなメディアに氾濫しています。実際に、２０１４年にアメリカの成人を対象に行った研究では、テレビのトーク番組を見た時間が長い人たちほど、大きな恐怖や不安を感じる傾向にあることがわかりました。

このような研究結果が動機となって、「希望を与える映像と音声」（ｉｖｏｈ）という団体は、トラウマや悲劇や災害の報道のしかたを変える活動を行っています。ｉｖｏｈでは、マスメディアの報道関係者を対象に、レジリエンスと回復の物語を伝えるためのトレーニングを行います。これまでに、全米の主要全国紙のジャーナリストやカメラマンとともに活動を行ってきました。

ｉｖｏｈが広めようとしている「回復の物語」は、トラウマや災害を経験したひとりの人物や、あるいは地域の人びとが、苦しみを完全に乗り越えたかのように見せるためのものではありません。しかし、彼らが伝える「回復の物語」は、立ち直りのプロセスに焦点を置いているのはたしかです。災害のあと、被災地の人びとはどうやって復興をとげたのか。悲劇のあと、人びとはどのようにしてもう一度、人生と向き合っていったのか。どのようにして、苦しみのなかに意味を見出したのか。そのようなテーマで真実を伝えます。

ｉｖｏｈの代表者マラリー・ジャン・テノールによれば、人びとは「回復の物語」を聞いたり、読んだり、映像で見たりすることで、希望や勇気が湧き、自分の人生にも変化を起こそうという意欲が湧いてくるといいます。

ストーリーの持つレジリエンスは、人びとに感染するのです。回復のジャーナリズムから学ぶべき点のひとつは、まさにそこにあります。わたしたちが語るストーリーや、耳を傾けるストーリーには、力があるのです。

「哀れみ」は代理成長の邪魔をする

ほかの人びととのストーリーをとおして、心的外傷後成長を体験できるという考えは、ただの希望的観測ではありません。最近の研究でも明らかになっているとおり、わたしたちはほかの人びとのトラウマ体験をとおして、人間として成長したり、意味を見出したりすることができます。心理学ではこれを**「代理レジリエンス」**や**「代理成長」**と呼んでいます。

最初にそのような状態が観察されたのは、心理療法士をはじめ、メンタルヘルスケアに従事する人びとで、彼らは患者たちのレジリエンスや回復にたびたび触発されていました。「代理成長」がもっともよく見られるのは、ひどい苦しみを経験した患者を担当している医療従事者たち、たとえば、熱傷処置センターで重傷を負った子どもたちの世話をしている看護師や、政治的暴力からの亡命者や拷問の被害者の援助活動をしているソーシャルワーカーや、子どもを亡くした親たちのカウンセリングを担当する心理学者などです。

このような人たちは、患者のレジリエンスや成長をとおして希望を見出すとともに、「自分にも思っていた以上にレジリエンスがあると思えた」、そして「自分自身の人生の困難な問題に対しても、以前よりうまく対処できるようになった」と述べています。

「代理成長」を経験するのは、人を助ける職業の人びとだけではありません。オーストラリアのボンド大学で行われた研究では、参加者たちは、過去2年間に見聞きしたもっともつらいトラウマ体験について語るように指示されました。

参加者たちが語ったできごとは、流産や、事故に遭ったこと、愛する人を亡くしたこと、深刻な病気にかかったこと、犯罪に巻き込まれたことなど、さまざまでした。そのようなできごとを経験したのは、参加者の友人や、家族や、配偶者でしたが、なかにはニュースで知っただけの他人も含まれていました。参加者たちは「代理成長」を経験しただけでなく、成長して学んだおかげで、自分の人生にもっと意味を見出せるようになったと語りました。

ではわたしたちはどうすれば、ほかの人が苦しんでいるのを知って、自分までつらい気持ちになるだけでなく、レジリエンスや成長に感染することができるのでしょうか?

どうやらもっとも重要な決め手は、**「心から共感すること」**です。相手が味わっている苦痛を自分のことのように感じ、もし自分の身にそんなことが起こったらどうだろう、と想像します。

それと同時に、相手の苦しみだけでなく、相手の強さにも気づく必要があります。「代理レジリエンス」をはばむ最大の壁のひとつは、哀れみです。相手を哀れむと、相手が苦しんでいるのを気の毒には思っても、相手の持っている強さに気づくことができず、相手の苦しみを自分の身に置き換えて想像することができません。

多くの意味で、哀れむほうが心から共感するよりも、安全な感じがするのです。相手を哀れめば、相手の苦しみに巻き込まれずにすみます。そうすれば、自分はあんなに苦しい思いをすることは絶対にない、と思っていられます。しかし、それでは相手を見下すことになるだけでなく、自分が「代理成長」をとげる能力も阻害してしまうことになります。

どうやらわたしたちは、相手の苦しみに心を動かされない限り、相手の苦しみをとおして学び、成長することはないようです。相手のレジリエンスをただ傍観しているだけではなく、もっと踏み込んで、相手の苦しみにも強さにも心を打たれてこそ、わたしたちは学び、成長することができるのです。

精神的虐待の被害者たちのセラピーを行っている、結婚・家庭問題の療法士は、「代理レジリエンス」を経験するには、患者の苦しみに向き合うための考え方を根本的に変える必要があると語っています。

わたしたちはつらい話を聞くとき、「代理トラウマ」はまるで放射性物質のようなものだと思ってしまいがちです……そうすると、バリアを張らなければ、体を洗わなければば、という考え方になってしまいます。けれども「代理レジリエンス」というのは、エネルギーの流れのようなものだと考えればよいでしょう……愛や、希望や、生命力のような純粋なエネルギーが、相手から流れ出してくるのです。そして、こちらもそれに感染したり、影響されたりするのです。

「代理成長」という概念を意識するだけでも、実際に代理成長が起こりやすくなることが研究によって明らかになっています。誰かに「心的外傷後成長」の話をすると、その人自身が心的外傷後成長を経験する確率が高くなるのと同じです。

いま、本書のこのくだりを読んだあなたも、ほかの人びとの苦しみや成長をとおして強くなれる可能性が高くなっています。これから誰かが苦しんでいる姿を目の当たりにしたときには、相手のつらさだけでなく、相手の強さにも気づきましょう。そうすれば、相手のつらい状況に胸を痛めるだけでなく、相手のしなやかな強さ（レジリエンス）に畏敬の念をおぼえるはずです。

ストレスを力に変えるエクササイズ

自分の「回復の物語」を書いてみる

自分自身の成長に気づき、その価値を認め、表現するためのもっともよい方法のひとつは、過去のつらかった時期のことを思い出し、ほかの誰かのことを取材しているジャーナリストになったつもりで、あなた自身の「回復の物語」を書いてみることです。

ジャーナリストなら、あなたが直面した困難な問題をどのように描くでしょうか？　優れた観察眼で、あなたの物語におけるターニングポイント——すなわち、人生にもう一度向き合って、意味を見出せるようになったのは、どの時点だったと見抜くでしょうか？　もしジャーナリストが1週間、あなたのことを取材するとしたら、あなたの強さやレジリエンスのどんな証しが見つかるでしょうか？

成長した結果、どんなことを始めましたか？　あなたの価値観に合った活動をなにかしていますか？　これまでの道のりを見守ってきてくれた友人や、家族や、同僚などの周りの人たちは、あなたがどのように変わった、あるいは成長したと言うでしょうか？　あなたの家やオフィスにあるもので、あなたの成長やレジリエンスのシンボルとして、カメラマンが撮りたくなるようなものはありますか？

あなたにとって大きなストレスであったと同時に、成長をとげ、意義を見出すきっかけとなった経験について考え、少し時間を取って、あなた自身のストーリーを書いてみましょう。あるいは、写真のコラージュや絵やビデオなど、あなたが気に入ったものを使って表現してもかまいません。

このエクササイズはとても個人的なものであり、誰かに見せる必要はありません。しかしもちろん、ほかの人たちと分かち合っても、素晴らしいエクササイズになるでしょう。

第６章のまとめ

本書の最初のほうで、講座「ストレスの新しい科学」を受講した学生たちは、「これまでの人生で経験したつらいことをすべて、魔法のように消し去ってしまえるものなら、そうしたい」といったコメントにあまり共感しなくなる、と述べました。それと同様に、受講生たちは「過去のつらい経験や記憶のせいで、生きがいのある人生が送れない」などのコメントにも、あまり共感しなくなります。

このようなコメントについて、あなたはどう感じますか？　できることなら過去に戻って、つらい経験をすべて消し去ってしまいたいと思いますか？

この質問にどう答えるかは、とても重要です。さきほどのようなコメントに共感する人は、いまの自分の生活にあまり満足しておらず、将来に対して大きな不安を感じ、うつ状態になりやすい傾向があります。そうなってしまったのは、過去のつらいできごとのせいというより、むしろ、その人がつらい経験に向き合ってきた態度によるところが大きいのです。

しかし重要なのは、わたしたちは、つらい経験についての別の考え方を身につけることができる、ということです。研究でも明らかになっているとおり、過去のつらい経験を受け入れようと思った人たちは、幸福感が増し、レジリエンスが強化され、うつ状態になりにくいことがわかりました。

自分にとっていちばんつらかった経験をふり返って、あえてよい面を見つめることは、ストレスとの付き合い方を変えるのに役立ちます。過去の逆境を受け入れることは、いまの苦しい経験をとおして成長するための、勇気を奮い立たせるきっかけになります。やはり何といっても、ストレスを受け入れて力に変えるには、そのような態度が肝心なのです。

本書では、いくつもの研究事例を紹介し、人は成長思考によって逆境を乗り越えることができることを示しました。その考え方が真実であることを示す証拠は、身の周りにもあふれているはずです。あなたがちゃんと目を向ければ、あなたの人生にも、あなたが尊敬する人たちの人生にも、見知らぬ人びとのストーリーにも、たしかにそうだと思える証拠がたくさん見つかるでしょう。

第7章

おわりに

――新しい考え方は、ひっそりと根を下ろす

ストレスの科学が始まって以来、科学者たちはひとつのテーマを追究してきました。「ストレスは悪いものなのか?」(それがようやく進歩して「ストレスはどのくらい悪いものなのか?」と考えるようになったわけです)

しかし、ストレスの科学が面白いのは、「ストレスは害になる」という認識が当たり前のように浸透しているにもかかわらず、それとはやや異なる実態が研究によって明らかになってきたことです。それは、「ストレスは害になるが、**ならない場合もある**」ということ。

本書で見てきた例を考えてみましょう。ストレスは健康問題のリスクを高めますが、周

りの人の手助けをしたり、仲間やコミュニティのために定期的にボランティア活動を行ったりしている場合には、そのようなリスクは見られません。

ストレスは死亡リスクを高めますが、目的意識を持って生きている場合は、そのようなリスクは見られません。

ストレスはうつ状態になるリスクを高めますが、苦しみのなかにもよい面を見出している場合は、そのようなリスクは見られません。

ストレスは無力感をもたらしますが、自分には対処する力があると思っている場合は、そのような影響は見られません。

ストレスは心や体を衰弱させますが、ストレスのせいでかえって力が湧き、やるべきことを実行できる場合もあります。

ストレスは人びとを利己的にしますが、ストレスのせいでかえって利他的になれる場合もあります。


ほかにも思いつく限りのストレスの害には、このように必ず「例外」があります。それらは、ストレスは悪影響を及ぼすという思い込みを打ち消すだけでなく、思いがけない効果をもたらすことさえあります。こうした「例外」が面白いのは、例外とは言いながら、少しもめずらしいことではないことです。ストレスの害からわたしたちを守ってくれるものは、どれもやろうと思えばできることばかりです。本書で紹介した、考え方を変えるための方法やエクササイズを思い出してください。

たとえば、自分にとってもっとも大切な価値観を忘れないようにすれば、日常のストレスにも意味を見出しやすくなります。

自分の苦しい気持ちを素直に、率直に打ち明ければ、苦しい状況であっても孤独はあまり感じなくなります。

体に起こるストレス反応によって、かえって力が湧いてくると思えば、自信を持って、プレッシャーに負けずに、困難な問題にもうまく対処することができます。

誰かを助けるために力を尽くせば、体が希望と勇気を生み出す状態になります。

以上のような方法は手軽なだけでなく、無理がありません――つまり、ストレスを避けようとしなくていいのです。多くの人は「ストレスを避けなければ」と思っていますが、そんなことは不可能なだけでなく、かえって自己破壊的な行動を招いてしまいます。

ストレスは悪いものか、それともよいものか、どちらかに決めつけるよりも、わたしがいまいちばん興味を持っているのは、「ストレスに向き合う態度がどれくらい重要なのか」ということです。

わたしたち一人ひとりがストレスに対処するうえで、自分に向かってこんなふうに問いかけてみれば、もっと役に立つかもしれません。

「わたしは、自分にはストレスをプラスの力に変える能力があると信じているだろうか？」

考え方（マインドセット）というのは、ものごとに白黒をつけるものではありません。考え方は裏付けとなる証拠にもとづいていますが、わたしたちが人生に対してどのように向き合うかという態度の問題でもあります。

ストレスが害になる場合

研究によってわかっているとおり、ストレスがもっとも害になるのは、つぎの3つが当てはまる場合です。

1. 自分はストレスに対して無力だと感じる。
2. ストレスのせいで、自分は孤立している。
3. このストレスは無意味で、自分の意思に反している。

これまで見てきたとおり、ストレスについての考え方しだいでは、以上のような感じ方が強くなります。あなたが「ストレスは必ず害になるので、避けるべきだ」と思っていれば、3つすべてに当てはまるでしょう。すなわち、自分が直面している問題に対処できる自信が持てず、苦しいうえに孤独で、つらい思いをしてまでがんばることに意味を見出せない状態です。

それとは対照的に、ストレスを受け入れて、付き合っていくことができれば、そのような状態から抜け出し、それまでとはまったくちがう経験をすることができます。失っていた自信を取り戻し、恐怖は勇気に変わり、孤独ではなくなって人とのつながりを感じ、苦しみのなかにも意義を見出すことができるようになります。ストレスをなくそうと無理をしなくても、そのような望ましい状態になれるのです。

あなたの抱くもっともネガティブな感情が変化する

つい先日、心理学者のジェレミー・ジェイミソンがメールをくれました。メールには、彼は最近、「不安」と同様に望ましくないと思われている「疲労感」についても考え直すようになった、と書いてありました。ジェイミソンは現在33歳で、1歳の子どもがいます。

「一日の終わりにどっと疲れを感じるのは、ふたりとも精いっぱいがんばっているしるしだね、と妻とふたりで話しています」

このメールを読んで、思わず笑みがこぼれました。ストレスについての彼の考え方が、そのまま行動に表れているからです。彼はくたくたに疲れ切っていても、「どこか具合でも悪いのだろうか」とか「こんな生活をしていて大丈夫なのか」などと考えません。そのため、新米の父親として慣れない育児に大きなストレスを感じても、意味を見出すことができるのです。

そのメールを読んで、そういえばわたし自身も、ストレスについて考え直すようになって以来、同じようなことを感じていることに気づきました。いまでもストレスを感じると、つい「すごいストレス！」などと口走ってしまうこともありますが、次の瞬間には、ストレスは役に立つのだから、と思い直しているからです。


「これからはちゃんとストレスを受け入れよう」と決心して取り組み始めると、効果はいろいろありましたが、最大の変化は予想もしていませんでした。自分でも驚いたのですが、日常生活で大きなストレスを感じたときに、感謝の気持ちがあふれてきたのです。意図的にそうしようとしたわけではなく、感謝の気持ちが自然に湧き起こってきました。

なぜそれが自分にとって最大の変化だったのか、いまでもわかりかねる部分はありますが、おそらく、ストレスを受け入れる以前に、わたしがストレスのせいで味わっていたもっともネガティブな感情のせいでしょう——わたしはストレスのせいで耐え難い苦痛に苛まれていたので、ストレスの原因に対していつも強い怒りを感じていたのです。

ほかの人たちの例を見ても、ストレスを受け入れる効果は、やはりこのパターンで表れるようです。つまり、「その人がストレスに対して抱いているもっともネガティブな感情が変化する」ということです。たとえば学生たちは、「不安や孤独感が和らいだ」「人生に対して情熱的になった」といいます。「犠牲者意識が薄れた」「ストレスの多い生活を送っていることに対する罪悪感が和らいだ」という人もいます。「他人を信頼できるようになった」という人もいれば、「ようやく自立できた」という人もいます。「過去のできごとに対する怒りが和らぎ、将来に希望が持てるようになった」という人もいます。

どのケースについても言えることは、その人のストレスの経験をプラスに変えるためには、必要なことだったのでしょう。

あなたが本書を読み終えるときには、この本で出会ったどんな考えが、あなたの生活に根差すことになるか、はっきりとわからないかもしれません。そこがマインドセット介入の不思議なところでもあります。研究結果が示しているとおり、この本に書いてあったことなど、忘れてしまうかもしれません。

もし1年後にわたしが、「この本でいちばん好きな研究事例やストーリーは何ですか?」とたずねたら、あなたは何と答えるでしょうか?

1年後も、「心臓がドキドキするのは、体が行動を起こす準備をしているしるしだ」と、自分に言い聞かせているでしょうか? 「自分よりも大きな目標」を忘れないようにしようとしているでしょうか?

それとも、どの話もなかなか思い出せないでしょうか?

それでもかまいません。あなたがいちばん知りたかったことは、きっと覚えているはずですから——ある特定の研究やストーリーは思い出せなかったとしても、新しい考え方というのは、頭よりも心のなかにひっそりと根を下ろすことが多いからです。そうして心の奥から、あなたを励まし、元気づけてくれるでしょう。そして、自分自身や世の中に対する見方を変えてくれるでしょう。

ストレス目標を設定しよう

本書ではいくつものストーリーを紹介してきたので、最後もあるストーリーで締めくくりたいと思います。

しばらく前に、親しい友人のひとりから聞いたのですが、彼女の家では「新年の抱負」の代わりに、ストレスをポジティブにとらえて、1年の「ストレス目標」を決めることにしたというのです。毎年、年のはじめに、彼女と夫と10代の息子はそれぞれ「この1年でどのように成長したいか」を考えます。つぎに、その目標を達成するために、やりがいがあると同時に難易度の高いプロジェクトを計画します。そして、どんなところにストレスを感じそうか——難しいと思われる点はどんなところか、どんな部分に不安を感じるか、目標を達成するために、自分のどんな強みを伸ばしたいか、といったことをみんなで話し合うのです。

わたしはこのアイデアが気に入り、すぐに自分でもやってみることにしました。新年の抱負としてだけでなく、人生の方向性や計画を定めるためです。じつは、この本を書くことは、わたしにとってこの2年間の大きな「ストレス目標」のひとつでした。広範な科学的研究をしっかりと押さえて盛り込むだけでも、大変なことはわかっていました。なによりも心配だったのは、ストレスの持つ意味合いは、人によって驚くほど異なるはずであり、それを偏りなく取り上げる力量が果たして自分にあるのだろうか、ということでした。

そこでわたしが積極的に心がけたのは、たくさんの人にストレスを感じたときの経験を率直に語ってもらえるよう、熱心に頼み続けることでした——ときにはそのせいで、この本を書くのが余計に大変になり、複雑な問題をきちんと説明するのに苦心しました。

さて、本書はマインドセット介入ですから、読者のみなさんもすでにお気づきかもしれませんが、この最後のストーリーを参考に、あなたもぜひ「ストレス目標」を設定してみてはいかがでしょうか。なにかを新しく始めるときや、変わり目や節目のときは「これからどんなことに挑戦しようか」と考えるには絶好の機会です。誕生日や、新年や、新学年の始まりや、日曜日の夜もよいでしょう。あるいは毎朝、一日の予定を考えるときでもかまいません。

いまだっていいのです。自分に問いかけてみてください。

「わたしはストレスによってどんなふうに成長したいだろう？」

わたしが学んだことがあるとすれば、いつどんなときもターニングポイントになるということです。あなたさえその気になれば、ストレスとの付き合い方はいつでも変えられるのです。

訳者あとがき

スタンフォード大学の健康心理学者、ケリー・マクゴニガル博士の前著、『スタンフォードの自分を変える教室』(大和書房刊)は、世界20カ国で刊行され、日本では2012年10月の刊行直後から話題の書となり、60万部突破のベストセラーとなりました。

2013年にはマクゴニガル博士が来日し、講演や取材が相次いだほか、各誌で特集が組まれ、関連書籍が発売されました。また、多くのビジネスリーダーがこの本を推薦しています。

『スタンフォードの自分を変える教室』のテーマは、意志力を強化する方法です。目標を達成し、なりたい自分になるためには、地道な努力を継続するための意志力が必要です。しかし、なかなか思ったようにはいかないのが、万人の悩みではないでしょうか。

そこでマクゴニガル博士は、心理学、神経科学、医学の最新の知見をもとに、意志力の仕組みと脳や心や体とのつながりを説明しました。そして自制心を筋肉のように鍛えて、自分の「行動」をコントロールするコツを紹介しました。この本が異例のベストセラーとなったのは、このような科学的な根拠にもとづいた考え方と実践的なアドバイスの数々が、多くの人びとの共感を呼んだからでしょう。

そしてついに、待望の新刊『スタンフォードのストレスを力に変える教科書』が、刊行の運びとなりました。今回のテーマは、ストレスとうまく付き合う方法です。

ストレスもまた、すべての人の悩みです。人は誰でも目標を持って、健康で幸せに暮らしたいと願っています。しかし、それを阻むものがあります――ストレスです。わたしたちは人間関係や仕事や子育てなど、日常生活にストレスを感じます。健康問題や経済的な問題、災害や、トラウマなどの耐えがたいできごとにも、ストレスを感じます。そして、「ストレスは健康に悪い」と心配し、ストレスのせいで病気になるのを恐れます。

ところが、問題はストレスではなかったのです。健康に害を及ぼすのは、ストレスじたいではなく、ストレスについてのそのような「考え方」であることが、研究によって明らかになりました。さらに、ストレスについての考え方しだいで、人びとの健康や寿命、幸福感、人生に対する満足度が左右されることがわかったのです。

本書はスタンフォード大学生涯教育プログラムの講座「ストレスの新しい科学」にもとづいています。Ｐａｒｔ　１の「ストレスを見直す」では、心理学、神経科学、医学の知見をふまえ、ストレスが心身にもたらす意外な効用について説明します。ストレスにはよい面もあることを認識し、「ストレスは役に立つ」と考えると、まず体の反応が変わり、力や自信や勇気が湧いてきます。さらに、ストレスの受けとめ方と行動のしかたが変わり、レジリエンスが強化されます。

Ｐａｒｔ２の「ストレスを力に変える」では、ストレスに強くなる方法を紹介します。避けようのないストレスと闘ったり逃げたりせずに、ストレスを受け入れて、状況にしっかりと向き合い、周りの人とつながって困難を乗り越え、成長するための方法です。

本書の大きな特徴は、「マインドセット介入」と「ストーリー」にあります。本書の執筆にあたり、マクゴニガル博士は多くの心理学者の見解を求め、広範な研究事例を検討し、紹介しています。新しい考え方を取り入れるための1回の実験（介入）が、参加者たちの人生に想像以上の長期的な効果をもたらすさまは、まさに驚異的です。

また、博士本人や講座の受講生をはじめ、さまざまな人びとの体験談にも胸を打たれます。ストーリーには力があり、語る人にも聞く人にも、希望と勇気をもたらし、人生に変化を起こす意欲を与えてくれることを実感します。苦しいときに考え方を変えるのは難しく思えますが、「苦しんでいるのは自分だけではない」と思えたときに、変化が始まるのでしょう。訳者のわたしも、本書に深く向き合ったことで励まされ、大きな力を得ました。この本が多くの方々のお役に立つことを願っております。

最後に、訳出上の疑問について、今回も丁寧に答えてくださったアメリカのカルヴァン・チャンさん、シリアスなテーマにともに向き合い、見事な編集をしてくださった大和書房の鈴木萌さんに心よりお礼申し上げます。

2015年9月

神崎朗子

本作品は小社より二〇一五年一一月に刊行されました。

ケリー・マクゴニガル

スタンフォード大学で博士号（心理学）を取得。スタンフォード大学の健康心理学者。心理学、神経科学、医学の最新の知見を用いて、人びとの健康や幸福、成功、人間関係の向上に役立つ実践的な戦略を提供する「サイエンス・ヘルプ」のリーダーとして、世界的に注目を集める。メディアでも広く採り上げられ、「フォーブス」の「人びとを最もインスパイアする女性20人」に選ばれている。TEDプレゼンテーション「ストレスと上手につきあう方法」は900万回超の再生回数を記録。著書に、『スタンフォードの自分を変える教室』（大和書房）などがある。

神崎朗子（かんざき・あきこ）

翻訳家。上智大学文学部英文学科卒業。訳書に『スタンフォードの自分を変える教室』『フランス人は10着しか服を持たない』シリーズ（ともに大和書房）、『やり抜く力 GRIT』（ダイヤモンド社）、『食事のせいで、死なないために』［病気別編］［食材別編］（NHK出版）などがある。

だいわ文庫

スタンフォードのストレスを力《ちから》に変《か》える教科書《きょうかしょ》

著者 ケリー・マクゴニガル
訳者 神崎朗子《かんざきあきこ》

二〇一九年一〇月一五日第一刷発行
二〇二一年一月五日第四刷発行

発行者 佐藤靖
発行所 大和《だいわ》書房
東京都文京区関口一－三三－四 〒一一二－〇〇一四
電話 〇三－三二〇三－四五一一

フォーマットデザイン 鈴木成一デザイン室
本文印刷 信毎書籍印刷
カバー印刷 山一印刷
製本 ナショナル製本

ISBN978-4-479-30783-9
乱丁本・落丁本はお取り替えいたします。
http://www.daiwashobo.co.jp